基礎からの
看護保健統計学
データの基本から多変量解析まで

松木秀明・須藤真由美・松木勇樹　著

東京図書

前　書　き

　本書は看護系の学生向けの統計学の入門書として執筆しました。統計学というと、難しい、数字が多く出てくるのであまり好きではないという看護系学生が多いのですが、皆さんは小学校の時から「お小遣いやお年玉の平均は」とか、「一番多くいただいている金額は」などすでに統計の概念は学び、使用しているはずです。

　看護系の学生は医療従事者として保健師、助産師、看護師、准看護師として、活躍されることが期待されています。

　現在、IT 技術の進歩と普及により、多くの医療機関でコンピュータが使用され、医療データは数値化され、医療を実践するうえで統計の知識と技術は必要不可欠のものとなっています。また医療用統計ソフトも多用されています。これらは手順どおりに進めていけば結果として数値が出て来るので、統計解析の実践の近道のように感じられるかもしれません。しかし、その結果を正しく解釈するには統計学の基本的知識が必要です。

　また看護系の学生が、卒業論文や看護研究（量的研究）を行う上でも統計学の基礎知識は必要不可欠となります。その第 1 の理由は、統計学を用い医療関係のデータを正しく分析しなければ、よい研究は行えないからです。第 2 の理由は他の学生や研究者が解析した研究結果を正しく読み取るためです。現在は多くの医療系の論文や学会発表がなされていますが、これらの結果を正しくクリテークするためにも統計学の基礎的知識は不可欠です。

　読者の皆さんが、看護系学生として研鑽を重ねることはもちろん、この本をきっかけに統計学的な考え方を学んだうえで、医療スタッフとして日常の医療業務、医療系の研究に取り組んでいただければ、本書の目的は達成されると思います。

　本書を作成するにあたり、東京図書編集部の河原典子氏をはじめ、多くのスタッフの皆さんから、貴重なご助言・ご尽力を頂きましたことに感謝申し上げます。

2022 年 5 月 1 日

著者一同

目　次

第1章

看護と統計学 1

1 看護と統計学 2

2 EBM から EBN そして EBH へ 2

3 EBM、EBH の視点 2

4 EBM と統計学 3

5 ナイチンゲールと統計学 4

第2章

統計学で扱うデータの分類と尺度 7

1 尺度 9
1）名義尺度 9
2）順序尺度 9
3）間隔尺度 10
4）比率尺度 11

2 尺度の変換 12

3 尺度による統計的解析法の違い 12

第3章

記述統計 15

1 記述統計と推測統計 16

2 質的データの図表化 17

3 量的データの図表化 ― 1 18

4 基本統計量（代表値） 19

　1）最頻値（Mode） 19
　2）中央値（Median） 20
　3）平均値（Mean） 21
　4）幾何平均値 G（geometric mean） 21
　5）トリム平均（trimmed mean） 21

5 基本統計量（データの散布度：ばらつき） 22

　1）範囲（Range） 22
　2）四分位範囲 22
　3）分散（Variance：V） 23
　4）標準偏差（Standard Deviation：S.D. または SD） 24
　5）変動係数（Coefficient of Variance：C.V. または CV） 24
　6）平均の散布度、標準誤差（Standard Error：S.E. または SE） 25

6 基本統計量（分布の形） 26

　1）歪度（わいど：Skewness） 26
　2）尖度（せんど：Kurtosis） 27

7 量的データの図表化 ― 2 28

　1）度数分布表 28
　2）ヒストグラム 28
　3）幹葉図 29
　4）箱ひげ図 30

第4章

検定・推計の概念　37

1 確率変数と確率分布	38
1.1 確率分布の種類	39
1）一様分布	39
2）二項分布	39
3）ポアソン分布	40
4）正規分布（normal distribution）	40
2 記述統計と推測統計	43
2.1 全数調査と標本調査	43
1）全数（悉皆：しっかい）調査	43
2）標本調査	43
●標本選択の方法	43
1）無作為抽出法	43
2）有為抽出法	45
3 推定　一部のサンプルから全体を予測する	46
1）点推定	46
2）区間推定	46
4 統計的な判断と確率	48
5 仮説検定	49
5.1 仮説検定のロジック	49
5.2 仮説検定	50
1）仮説検定の手順	51
2）検定統計量と帰無分布	51
3）有意水準 α と有意確率 p	52
4）帰無仮説の判断	53
5）両側検定と片側検定	54
6）第1種の過誤と第2種の過誤	55

第5章

2 群の比較（母集団と標本集団との比較） 61

1 正規分布をするかどうかの判定：正規性の検定 64

2 正規分布するデータで、母標準偏差 SD が既知の場合：Z－検定 66

3 正規分布するデータで、母標準偏差 SD が未知の場合：
1 サンプルの t－検定 68

4 正規分布を仮定できない場合（名義尺度）：χ^2 検定（1 試料検定） 70

第6章

2 群の比較（対応のある 2 群の比較） 76

1 正規分布するデータの場合：対応のある t 検定 78

2 正規分布を仮定できない場合（順序尺度）
符号付き順位和検定（ウィルコクソンの t－検定） 81

　1）データ数 n が 25 以下の場合　$n \leqq 25$ 82
　2）データ数 n が 25 以上の時　$n > 25$ 82

3 順序尺度の場合：符号検定（サイン検定、S 検定） 84

　1）データ数 n が 25 以下の場合　$n \leqq 25$ 84
　2）データ数 n が 25 以上の時　$n > 25$ 85

4 マクネマー（McNemar）の χ^2 検定 87

第 7 章

2 群の比較（独立した 2 群の比較）　　91

1 母分散（母標準偏差）が既知で等しい場合：Z 検定−1　　93

2 母分散（母標準偏差）が既知であるが等しくない場合：Z 検定−2　　94

3 等分散性の検定（F 検定）　　95
　1）F 検定　　95

4 Student の t 検定　　98

5 Welch の t 検定　　100

6 順位和検定（Mann-Whitney の U 検定）　　101
　1）小標本データ（$m \leqq 20$　かつ　$n \leqq 20$ の場合）の具体例　　101
　2）小さい方の標本のデータ数　$n > 20$ の場合　　102

第 8 章

関係を調べる【相関と回帰】　　109

1 散布図とクロス表　　111

2 相関係数（correlation coefficient）　　112
　1）ピアソン（Pearson）の相関係数　　113
　2）スピアマン（Spearman）の順位相関係数　　114
　3）相関係数の注意点　　115

3 相関係数の検定　　116
　1）ピアソンの相関係数の検定　　116

2) スピアマンの順位相関係数の検定 117

4 回帰直線とその検定 119

　1) 回帰直線 119
　2) 回帰直線の検定 120

第9章

関係を調べる【χ^2（カイ2乗）検定】 129

1 対応のない場合の独立性の検定（2×2クロス表の場合） 130
　1) χ^2検定 130
　2) Fisher の直接確率計算法 133

2 対応のない場合の独立性の検定（m×n クロス表の場合） 136

3 対応のある場合の独立性の検定（マクネマーの χ^2 検定） 138

第10章

多群の比較（一元配置分散分析） 145

1 多重比較 147
　1) 対照群との比較（ダネット（Dunnett）型の多重比較） 147
　2) すべての対の比較（テューキー（Tukey）型の多重比較） 148
　3) 個別の2群の比較の単純な繰り返しではいけない理由 148

2 独立した多群の平均値の比較（一元配置分散分析） 150
　1) 一元配置分散分析 150

3 Kruskal-Wallis 検定と Mann-Whitney の U 検定 156
　1) Kruskal-Wallis 検定（Kruskal-Wallis One-Way Analysis of Variance） 156
　2) Mann-Whitney の U 検定 157

第 11 章

重回帰分析　159

1 重回帰モデル　160

2 検定　161

3 変数選択の方法　162

　1） 重要な変数と不要な変数　162
　2） 独立変数の選択方法　162

4 重回帰分析の解釈例　165

　1） モデルの適合度評価の解釈　166
　2） 分散分析表の解釈　167
　3） 係数の解釈　168
　4） モデルの構築　168

5 多重共線性（multicollinearity）　169

6 重回帰分析を行う場合の注意点　170

第 12 章

多重ロジスティック回帰分析　171

1 多重ロジスティック曲線　172

2 変数選択の方法　175

3 順序データと名義データの 2 値化　176

1）順序データの場合の 2 値化 176
2）名義データの場合の 2 値化 176

4 多重ロジスティック回帰分析の解釈例 177

1）モデル係数の適合性 178
2）モデルの適合性（Hosmer-Lemeshow の適合度検定） 178
3）係数とオッズ比 179
4）判別分割表 180
5）残差の検討 181

第 13 章

保健医療統計 **183**

1. 基幹統計 184
2. 国民生活基礎調査 〜基幹統計 185
3. 患者調査 〜基幹統計 186
4. 医療施設調査 〜基幹統計 186
5. 学校保健統計調査 〜基幹統計 186
6. 社会生活基本調査 〜基幹統計 186
7. 生命表 187
8. 受領行動調査 187
9. 食中毒統計調査 187
10. 全国がん登録 187
11. 病因報告 187
12. 衛生行政報告 188
13. 国民医療費 188

索引 190
参考資料（統計に用いられるギリシャ文字） 193

第 1 章

看護と統計学

第1章

看護と統計学

1 看護と統計学

医療関係者が何らかを比較するときは、形や感覚で比較する場合と、数字がもつ内容で比較する場合がある。前者の場合は、傷や感染の悪化の度合いや広がり、顔色が悪いといったもので、後者の場合は、体温や血圧のような測定値による比較である。

看護師がバイタルサインの測定で体温・脈拍・呼吸数・血圧を測定したのち、熱がある、脈拍が少し早い、血圧が高いと言うのはなぜだろうか。これはバイタルサインの測定による「科学的に証明されたデータ」に基づいて判断しているからである。

科学的に証明されたとは、「発熱」という事象を定義するために、医療関係者が多くの量的データを収集し、統計的に「〜以上はあるいは〜以下は異常値である」などと分析・証明していることをいう。

このように、値を科学的に証明および探求するには、統計的手法を抜きにできないものである。

2 EBM から EBN そして EBH へ

EBM（Evidence-Based Medicine）という用語は、通常は「臨床現場での患者の治療方法の意思決定を、患者の QOL などの状況を加味して、科学的な学術論文に掲載された結果を"証拠"として、最良の治療方法などを選ぶ」という態度を示すことが多い。

最近は **EBN**（Evidence-Based Nursing）という言葉が使用されている。EBN は「科学的な根拠に基づく看護」という意味になる。

さらに、集団を対象にする保健分野では **EBH**（Evidence-Based Health care：科学的根拠に基づくヘルスケア）という用語が用いられるようになってきた。

3 EBM、EBH の視点

EBM を臨床現場に応用するには5つのステップが重要とされる。
　①必要な情報を解答可能な質問に変換する。
　②質問に答えるために、根拠のある情報（エビデンス）をつきとめる。
　③その根拠のある情報（エビデンス）の有効性と適切性を評価する。

④その結果を患者ケアに適用できるか検討する。
⑤実際の診療行為を評価する。

EBH を実践するための調査や実験を行う際は、以下の点が重要となる。
①サンプル抽出の妥当性
②情報処理の妥当性
③適切な集計であること
④調査や実験結果の解釈が妥当であること

これらを実践するためには、どうしても統計学の知識が必要となってくる。

4 EBM と統計学

　現在では、人間を対象とする調査研究では、科学的方法として統計学を用いることが必要である。EBM の基礎になっている臨床疫学もその基礎は統計学である。それではなぜ、科学的な研究には統計学が必要なのだろうか。

　第一に、統計学は偶然による変動（ばらつき）を評価することができるためである。
　調査研究によってデータを得るのであるが、調査の前提として、人間集団のように個体差の大きな対象を扱う場合、比較するグループ（例えば患者と健常者）の選定方法による差が生じないようにする必要がある。臨床試験で用いられる無作為割り当てや、疫学で用いるマッチングなどがその例である。
　その後、調査研究によって得られたデータを分析する場合、統計学のさまざまな分析法が用いられる。分析法のほとんどは、帰無仮説とよばれる仮説のもとで、観察された現象が偶然生じる確率（有意確率）を求めている。そして、その有意確率の大きさを参考にして、意思決定が行われる。

　第二に統計学では、可能なかぎりあらゆる現象を数量化する点に特徴がある。各種の臨床検査のデータはもちろんのこと、患者の臨床的な症状や性格特性など、もともと"質"と考えられるデータであっても"量"として把握できるように工夫する。
　統計学が現象を数量化して扱うのは、学問としての1つの特徴である。数量化は量として現象を扱うことにより、客観性を高めることができる。客観性を高めるとは、他の研究者がその結果について再度調査し、自分の研究と比較することが容易にできることである。研究結果の"再現性"や"比較可能性"は、科学的な研究には不可欠である。
　したがって、保健・医療・看護に関する研究の際は、科学的な裏付けのために、統計学は必須となる。

5 ナイチンゲールと統計学

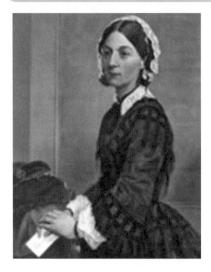

（Florence Nightingale）
（https://www.arc-c.jp/translation/blog/20170406_naho/）

　「近代看護教育の生みの親」とも呼ばれるイギリスの看護師フロレンス＝**ナイチンゲール**（1820－1910）は、統計とも深い関わりがある。

　彼女は、上流階級の家庭に生まれ、歴史・語学・音楽など高いレベルの教育を受けた。また、若い頃から「近代統計学の父」ベルギー人アドルフ＝ケトレー（1796－1874）を信奉し、数学や統計に強い興味を持ち、優秀な家庭教師について勉強したと言われている。

　ナイチンゲールは、イギリス政府によって看護師団のリーダーとしてクリミア戦争（ロシアとトルコの間の戦争で、イギリスはフランスとともにトルコに味方してロシアと戦った）に派遣されると、野戦病院で骨身を削って看護活動に励み、病院内の衛生状況を改善することで傷病兵の死亡率を劇的に引き下げた。

　彼女は統計に関する知識を存分に使ってイギリス軍の戦死者・傷病者に関する膨大なデータを分析し、彼らの多くが戦闘で受けた傷そのものではなく、傷を負った後の治療や病院の衛生状態が十分でないことが原因で死亡したことを明らかにしたのである。

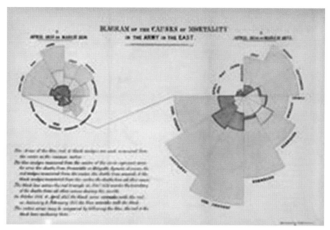

クリミア戦争における死因分析を表したグラフ
（https://ja.wikipedia.org/wiki/）

　彼女が取りまとめた報告は、統計になじみのうすい国会議員や役人にも分かりやすいように、当時としては珍しかったグラフを用いて、視覚に訴えるプレゼンテーションを工夫した。今も「鶏のとさか」と呼ばれる円グラフの一種はこの過程で彼女によって考え出されたものである。

　1860年には、ケトレーが立ち上げた国際統計会議のロンドン大会に出席し、統一的な病院統計のためのモデル形式を提案した。統計のとり方がバラバラであっては、有効な比較分析に支障を来し、医療技術の向上にもつながらないと考えたからである。提案は会議の分科会で討議され、各国政府に送付する決議が採択された。

　国をまたいで統計調査の形式や集計方法を標準化することは、今日でも簡単なことではない。ナイチンゲールには現場の経験と統計の知識に裏付けられた揺るぎない信念があったと考えられる。

　このような活躍が認められ、ナイチンゲールは1859年に女性として初めて王立統計協会（the Royal Statistical Society）の女性会員に選ばれ、その16年後には米国統計学会の名誉会員にもなっている。

　「白衣の天使」ナイチンゲールは、祖国イギリスでは統計学の先駆者として今も人々の記憶に刻まれている。

第 2 章

統計学で扱うデータの
分類と尺度

第2章

統計学で扱うデータの分類と尺度

統計学で扱うデータは質的データと量的データに大別される。

質的データはさらに名義尺度と順序尺度に、また量的データは間隔尺度と比率尺度に分類される。

間隔尺度と比率尺度は合わせて、スケール尺度ともいわれる。

■質的データ（質的変数、定性データ）
　　カテゴリー（分類、区分）で表現されるデータ
　　　名義尺度
　　　順序尺度

■量的データ（量的変数、定量データ）
　　数量で表現されるデータ
　　　間隔尺度　┐
　　　比率尺度　┘　スケール尺度

尺度水準

　調査対象に割り振った変数、その測定、あるいはそれにより得られたデータを、それらが表現する情報の性質に基づき数学・統計学的に分類する基準である。尺度水準には、スタンレー・スティーブンスが1946年の論文「測定尺度の理論について」で提案した名義尺度、順序尺度、間隔尺度、比率尺度の分類がよく用いられる。スティーブンスは「変数に対して可能な数学的操作は、変数を測定する尺度水準に依存し、その結果、特に統計学で用いるべき要約統計量および検定法も変数の尺度水準に依存する」としている。

1) 名義尺度

いくつかのカテゴリーに分類するだけの最も低水準の尺度である。例えば、名前・血液型・血球分類などである。

血液型のA型を1、B型を2、O型を3、AB型を4とした場合、数字に意味はなく、大小関係の順序性もない。したがって、四則演算（＋、－、×、÷）は不可能となる。

> **■名義尺度**
>
> 区別のみのデータ
>
> 例）名前　（佐藤、鈴木、田中など）
>
> 　　血液型　（A、B、O、AB）
>
> 　　血球分類（好酸球、好塩基球、好中球など）
>
> 　　職業分類（専門・技術職、管理職、事務職など）

2) 順序尺度

順序性（大小関係）に意味があるが等間隔性のない尺度である。例としては、

成績のA、B、C、D評価、

尿検査の判定「－：陰性（1とする）、±：擬陽性（2）、＋：陽性（3）、＋＋：強陽性（4）」の4段階評価、

好みの調査「とても嫌い：1、やや嫌い：2、普通：3、やや好き：4、とても好き：5」の5段階評価などである。

好みの調査で、1→2→3→4→5の順に好きの度合いが強くなっていて、順序性はある。しかし、等間隔性はない。つまり「とても嫌い：1」と「やや嫌い：2」の差が1であることと、「やや嫌い：2」と「普通：3」の差が1であることが等しいわけではないので、順序尺度も四則演算（＋、－、×、÷）は不可能となる。

> **■順序尺度**
>
> 順序としての意味があるデータ
>
> （間隔は一定とはいえない）
>
> 例）ABCDによる評価の成績
>
> 　　尿の判定　（－、±、＋、＋＋）
>
> 　　好みの調査（とても嫌い、やや嫌い、普通、やや好き、とても好き）
>
> 　　職業分類　（看護部長、師長、主任看護師、副主任看護師、看護師）

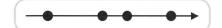

3) 間隔尺度

　間隔尺度の「間隔」とは"等間隔"という意味であり、2点間の差に意味のある尺度である。例としては、体温・西暦・時刻・知能指数などがあげられる。

■間隔尺度
　順序に加え間隔が意味を持つ
　絶対的0点がない
　足し算、引き算のみが可能
例）温度（摂氏温度、華氏温度、絶対温度）
　　知能指数

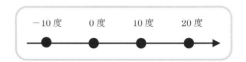

　この尺度の特徴は、「観測値が存在しないこと」を意味する絶対零点（原点）がないことである。そのため、足し算、引き算は可能であるが、掛け算、割り算はできない。つまり、「これだけ多い（大きい）、または少ない（小さい）」とはいえるが、「○倍多い（少ない）」という倍数関係を示す尺度ではない。

　たとえば、気温の摂氏25度と26度の1度の差は、摂氏30度と摂氏31度の1度の差と同じ意味をもつ。しかし、摂氏気温には絶対零点（原点：0が"何もない"ことを示す）がないので、摂氏30度が摂氏10度の3倍だけ暑いことは意味しない。また摂氏気温であれば、寒くなれば零下（マイナス）になるので0度は気温がないことを意味しない。

　ただし、間隔尺度で掛け算・割り算ができないのは変数の値どうしのことであり、平均値を求めるために観測値の合計を個数で割る場合は別の話である。たとえば、30度÷10度＝3とはしないが、30度と10度の平均値は（30＋10）÷2＝20度としても問題はない。

4) 比率尺度

　比率尺度は尺度の中で、最も高性能・高水準な尺度であり、順序性・等間隔性も保障される。例としては、身長・体重・血圧値・血糖値などである。

　比率尺度は絶対零点（原点）が存在するため、四則演算（＋、－、×、÷）が可能となる。

　また比率尺度は、連続量と不連続量（離散量）に分類されることもある。

■比率尺度

　原点（0）がある

　何倍という概念が存在

　四則演算できる

例）身長、体重、血圧：連続量

　　人数、試験の点数（100点法）：離散量

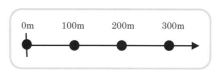

2　尺度の変換

　4つの尺度を比較すると、名義尺度よりも順序尺度が、順序尺度よりも間隔尺度が、間隔尺度よりも比率尺度のほうが、情報を多く含んでいる。

　情報の多い尺度はレベルの高い尺度といわれ、逆に情報量が少なければレベルの低い尺度といわれる。レベルの高い尺度によるデータは、レベルの低い尺度のデータよりも効率のよい統計的方法が用いられる。

　情報の多い、すなわちレベルの高い尺度からは、情報を減少させることにより、よりレベルの低い尺度に変換することができる。すなわち、比率尺度から間隔尺度・順序尺度・名義尺度へ、間隔尺度から順序尺度・名義尺度へ、順序尺度からは名義尺度へ変換できる。

　具体的には、年齢（○歳）は比率尺度であるが、これを10歳間隔に区切って、0〜9歳・10〜19歳・20〜29歳・30〜39歳……と分類し直せば、間隔尺度となり、さらに乳児期・幼児期・学童期・思春期・青年期・壮年期・老年期に分類すれば、順序尺度となる。

> **情報量**
> 　　比率尺度 ＞ 間隔尺度 ＞ 順序尺度 ＞ 名義尺度

3　尺度による統計的解析法の違い

　以上、尺度について述べてきた理由は、尺度の種類によって、使用する統計検定方法に違いがあるからである。詳細は、今後順次に説明していく。

　（例）第5章以降の各章の先頭で述べているフローで、最初に名義・順序・スケールの尺度の種類によってどの検定方法を選ぶかが決まってくる。

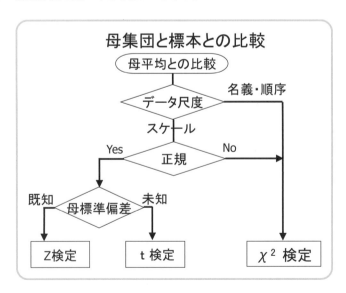

C 章末問題

問 題
2-1

次の変数は、「名義尺度」「順序尺度」「間隔尺度」「比率尺度」のうちどの尺度に分類されるかを答えなさい。

① 病棟名（内科病棟、外科病棟、小児科病棟……）
② 血圧
③ 色（赤、黄、青…）
④ 基礎看護学のテストの点数
⑤ 成人看護学の成績（優、良、可、不可）
⑥ 背番号
⑦ 職位（看護部長、看護次長、師長、主任、副主任、スタッフナース）

（オリジナル問題）

問題 2-1

解 答

① 名義尺度：病棟名は、名前だけの分類である。大小関係や優劣を示すものではない。
② 比率尺度：血圧における「0」という値は原点を表す。したがって、体重や身長と同じように比率尺度である。
③ 名義尺度：色（赤、黄、青…）は他の色と区別するための名称なので名義尺度である。
④ 間隔尺度：テストの点数が「0点」だった場合、テストの点数が「無い」わけではなく、「0点」という点数だったということを意味する。したがって間隔尺度である。
⑤ 順序尺度：テストの成績（優、良、可、不可）は順序に意味はあるが、差を計算することはできないので順序尺度である。
⑥ 名義尺度：背番号はその選手を見分けるための名前の代わりとなるものである。背番号の大小によって優劣がついているわけではない。したがって順序尺度ではない。また、背番号同士の差や計算結果に意味はないことから間隔尺度・比率尺度でもない。
⑦ 順序尺度：職位は順序をあらわす尺度である。師長の年齢や給与がスタッフナースの5倍ということはない。

次の変数は、1. 名義尺度、2. 順序尺度、3. 間隔尺度、4. 比率尺度のいずれに分類されるか答えなさい。

① 血圧（mmHg）
② 検査室（心電図測定室、超音波測定室、CT 検査室、MRI 検査室）
③ 身長（cm）
④ 脈拍（　/分）
⑤ 気温（℃）
⑥ 尿蛋白（−、±、＋、＋＋、＋＋＋）

（オリジナル問題）

問題 2−2
解 答

① 血圧（mmHg）：比率尺度
② 検査室（心電図測定室、超音波測定室、CT 検査室、MRI 検査室）
　　　　　　　　　　：名義尺度
③ 身長（cm）：比率尺度
④ 脈拍（　/分）：比率尺度
⑤ 気温（℃）：間隔尺度
⑥ 尿蛋白（−、±、＋、＋＋、＋＋＋）：順序尺度

第3章

記述統計

第3章

記述統計

1 記述統計と推測統計

統計学的手法には、記述統計と推測統計がある。

記述統計とは、実際に手元にある生データをわかりやすくまとめ、データのもつ情報を要約することである。具体的には平均値・分散・標準偏差などを算出したり、分布を描いたりする作業となる。これは、実際に手元にあるデータをまとめていくので、非常に具体的で現実的である。

一方、**推測統計**とは、手元にあるデータの特徴（記述統計の結果）をもとに、その背後にあるより大きな集団に対して一般化・普遍化した結論を導き出そうとする方法である。

この場合、手元にあるデータを標本集団（sample）といい、その結果をもとに一般化したい集団を母集団（population）という。つまり手元にあるデータは、大きな母集団から無作為抽出された一部の標本集団、と言い換えることができる。

最初に記述統計をしっかり抑えておくことは、推測統計において、検定や推定を行う際の基礎となる。

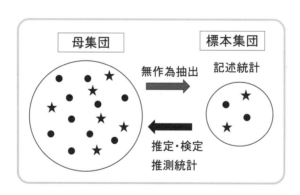

記述統計学

　記述統計の基本は、データの図表化と、数値として要約することにある。

　質的データ（名義尺度や順序尺度）については、図表化と数値要約はほとんど同じ意味を持つ。

　量的データ（間隔尺度や比率尺度）については、図表化して、分布の特徴を把握してから数値要約（代表値として、最頻値・中央値・平均値などを求めることや、データのばらつきを示す分散・標準偏差・変動係数などを算出すること）を行うのが一般的である。

2　質的データの図表化

　例として、ある集団の血液型を調査したとする。血液型内の項目（A、B、O、AB）を**カテゴリー**または**水準**と呼ぶ。また各カテゴリーに属するデータの数を**度数**という。

　これらを表として表したものを、**度数分布表**とよぶ。

質的データの度数分布表（名義・順序尺度）

カテゴリー（水準）	観測値の数	割合
⬇	⬇	⬇

血液型	度数	割合(%)
A	39	36.4
B	32	29.9
O	25	23.4
AB	11	10.3

　度数分布表にしたがって図示する際には、棒グラフ・円グラフ・帯グラフで表現する。

棒グラフ

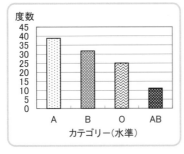

円グラフ

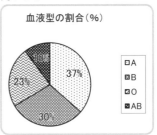

帯グラフ

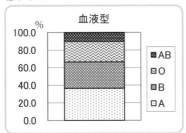

量的データについても、度数分布表が基本となる。

> **●量的データの度数分布表を作成する手順**
> ① データの最大値と最小値を求める。
> ② 最大値から最小値を引いて、範囲を求める。
> ③ 範囲を区切って階級を求め、階級を代表する階級値を決める。
> ④ 各階級に属する度数をカウントする。
> ⑤ 各階級の度数をデータの総数で割って相対度数を求める。
> ⑥ 各階級以下に属する累積度数と、累積度数をデータの総数で割った累積相対度数を求める。

例として、ある会社で働く労働者の体重の度数分布表を示す。

体重の度数分布表

	階級値 (kg)	度数	相対度数	累積度数	累積相対度数
50 kg 以上 55 kg 未満	52.5	2	0.04	2	0.04
55 kg 以上 60 kg 未満	57.5	5	0.10	7	0.14
60 kg 以上 65 kg 未満	62.5	10	0.20	17	0.34
65 kg 以上 70 kg 未満	67.5	17	0.34	34	0.68
75 kg 以上 75 kg 未満	72.5	9	0.18	43	0.86
80 kg 以上 85 kg 未満	77.5	4	0.08	47	0.94
85 kg 以上 90 kg 未満	82.5	3	0.06	50	1.00

この度数分布表を、図示したものを**ヒストグラム**という。

ヒストグラムでは、横軸（体重）の値の順序を入れ替えることはできない。また、量的データは連続変量であるため、棒グラフのように階級と階級の間に間隔があいてはいけない。

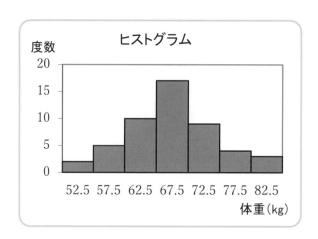

基本統計量は、尺度の種類によって計算可能なものが違う。尺度ごとの基本統計量を次に示す。

●**名義尺度** ：度数、比率（割合）、最頻値
●**順序尺度** ：度数、比率（割合）、最頻値、中央値、範囲
●**間隔・比率尺度**：平均値、中央値、最頻度値、範囲、分位点、分散、標準偏差、変動係数、標準誤差、歪度、尖度

代表値（分布の位置を知る）の指標には、最頻値、中央値、平均値などがある。

1）最頻値（Mode）

最も度数の多い値または階級をいう。

血液型の例では、最頻値は、A 型、B 型、O 型、AB 型が各々、39 度数、32 度数、25 度数、11 度数なので、A 型が最頻値になる。

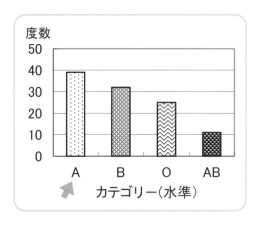

身長の例では、一番度数の多い、65 kg 以上 70 kg 未満の階級値 67.5 kg が最頻値になる。

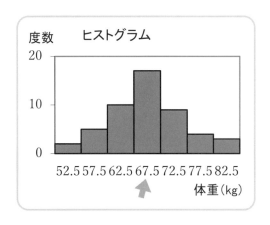

2）中央値（Median）

　中央値は、データを小さい順あるいは大きい順に並べ替えた時に、真ん中にくる値である。

　例として毎月の小遣いが1万・3万・5万・6万・8万円のデータでは真ん中は3番目なので、中央値は5万円になる。

　データ数が偶数の場合、例えば最高血圧の値が、110・115・120・126・130・135 mmHg の6名の集団の場合は、小さい順で3番目が120 mmHg、4番目が126 mmHg なので、中央値は、120 mmHg と126 mmHg の平均値である123 mmHg になる。

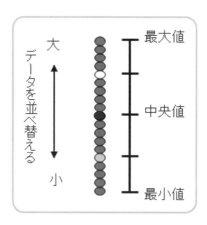

●中央値の一般式

　　データを小さい順あるいは大きい順に並べ変えた時に

　　データの個数（n）が奇数の場合は（n＋1）÷2番目の値が中央値になる。

　　データの個数（n）が偶数の場合はn÷2番目の順とその次の順の値の平均値が中央値になる。

3）平均値（Mean）

　データの値をすべて加算してそのデータ数で割ったものが平均値であり、詳しくは算術平均、あるいは相加平均という。

　平均値は一般に記号として $\bar{x}$ で表す。

$$\bar{x} = \frac{\text{データの合計}}{\text{データの件数}} = \frac{x_1 + x_2 + \cdots + x_n}{n} = \frac{\sum x_i}{n}$$

$$例）\quad \bar{x} = \frac{3 + 2 + 5 + 9 + 8}{5} = \frac{27}{5} = 5.4$$

　★平均値の特徴として、データの中に**極端な**値がある場合はその値に大きく影響される。

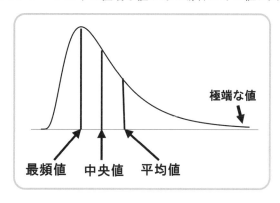

4）幾何平均値 G（geometric mean）

　分布が著しく偏っている（対数正規型など）場合、幾何平均値を求めることが多い。

　幾何平均値の特徴として、算術平均より値は小さくなる。また、1 例でも、0 の値や負の値がある場合は計算できない。

$$G = \sqrt[n]{x_1 \cdot x_2 \cdot \cdots \cdot x_n}$$

$$\log G = \frac{\sum (\log x_i)}{n}$$

5）トリム平均（trimmed mean）

　極端に大きなまたは小さな観測値に対する算術平均の感度を減少させる方法である。つまり、極端な値（異常値とおもわれるもの）を平均値の計算から除外してしまうことである。

　5%トリム平均とは、最小値から 5%、最大値から 5%のデータを捨てたあとの平均である。

5 基本統計量（データの散布度：ばらつき）

量的データの散布度（ばらつき）の指標には、範囲・四分位偏差・分散・標準偏差・変動係数などがある。

1）範囲（Range）

データを大きさの順に並べたとき、最大値と最小値の差を範囲という。データはこの範囲の中にすべて入ることになる。

$$範囲　=　最大値　-　最小値$$

2）四分位範囲

データを大きさの順に並べたとき、小さい方から4分の1（25%）にあたる値を第1四分位点（25パーセンタイル値）、小さい方から4分の3（75%）にあたる値を第3四分位点（75パーセンタイル値）という。

この75パーセンタイル値と25パーセンタイル値の差を四分位範囲といい、この間には全データの半分が含まれる。

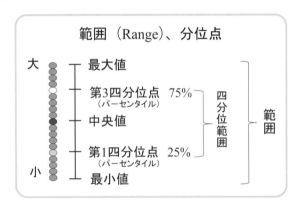

3) 分散 (Variance：V)

　最も一般的な散布度（ばらつき）の指標は、分散と標準偏差である。

　散布度（ばらつき）を、説明していく。

　　　例　3グループの各5人の評価がある。

　　　　Aグループ：5　5　5　5　5

　　　　Bグループ：3　4　5　6　7

　　　　Cグループ：1　3　5　7　9

　この3つのグループの違いは何かを考えてみよう。平均値、中央値はすべて同じ（5）である。しかしばらつきが違いそうである。では、ばらつきを計算してみよう。

　ばらつきは、偏差（個々のデータと平均値との差）の平均ともいえる。

　計算の手順を示す。

①偏差（個々のデータと平均値との差）を、n人分計算する。

　$x_1 - \bar{x}, \ x_2 - \bar{x}, \ \cdots, \ x_i - \bar{x}$

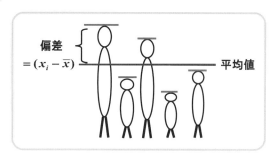

②偏差の合計をとりたいが、そのままでは＋－があるので符号を取るために偏差を平方（2乗）する。

　$(x_1 - \bar{x})^2, \ (x_2 - \bar{x})^2, \ \cdots, \ (x_i - \bar{x})^2$

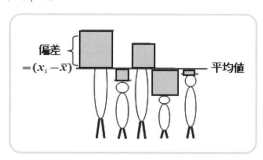

③偏差平方の和を人数 n で割り、平均を計算する。これが分散である。

$$分散V = \frac{\sum 偏差^2}{n} = \frac{\sum (x_i - \bar{x})^2}{n}$$

4) 標準偏差 (Standard Deviation：S.D. または SD)

　分散は 2 乗することによって値が大きくなり単位も 2 乗されるので、平均値と同じ解釈にはならない。身長の例では、平均値は cm、または m である。しかし、分散の単位は cm^2、または m^2 になってしまう。

　そこで平均値や中央値、最頻値と単位を揃えるために、分散の平方根（$\sqrt{}$）を計算することで、単位は cm、または m にすることができる。これが標準偏差である。

$$標準偏差SD = \sqrt{\frac{\sum 偏差^2}{n}} = \sqrt{\frac{\sum (x_i - \bar{x})^2}{n}}$$

　例　前述の 3 グループについて

　　　　A グループ：5　5　5　5　5　　　→　平均 = 5　標準偏差 = 0

　　　　B グループ：3　4　5　6　7　　　→　平均 = 5　標準偏差 = 1.4…

　　　　C グループ：1　3　5　7　9　　　→　平均 = 5　標準偏差 = 2.8…

　ばらつきは C グループが一番大きいと考えられる。

　ばらつきは、基本的には相対評価で、大きさを比較して大きいほどバラツキが大きいと解釈する。絶対評価をすることはあまりない。

5) 変動係数 (Coefficient of Variance：C.V. または CV)

　データのばらつきを示す指標に、さらにもう 1 つ変動係数がある。

　これは標準偏差を平均値で割ったものである。普通 100 倍して％で表す。

$$変動係数CV = \frac{標準偏差}{平均値} \times 100 (\%)$$

変動係数は 2 つの利点がある。

①測定単位の異なる分布のばらつきを比較することができる。

　標準偏差と平均値は同じ単位なので、変動係数の単位は無名数（単位のつかない数字）となる。例えば、同じ集団の

　　　身長　　　　平均値　165 cm　　　標準偏差　30 cm

　　　体重　　　　平均値　　62 kg　　　標準偏差　20 kg

　　　最高血圧　　平均値　126 mmHg　　標準偏差　35 mmHg

が得られたとき、標準偏差のみを見て最高血圧のばらつきが一番大きいといってよいだろうか。それぞれ単位が違うので、変動係数を計算すると、身長：$(30 \div 165) \times 100 = 18.2\%$、体重：$(20 \div 62) \times 100 = 32.3\%$、最高血圧：$(35 \div 126) \times 100 = 27.8\%$ となるので、体重のばらつきが最も大きいことになる。

②比較する2つの集団の単位は同じだが、**平均値が極めて違う集団のばらつきを比較する際に有利である。**

例として、成人女子の体重と10歳の女子の体重のばらつきの比較をしてみよう。

成人女子 　　平均値　53.5 kg　　　標準偏差　5.0 kg
10歳女子 　　平均値　26.5 kg　　　標準偏差　3.8 kg

この結果から、体重のばらつきは、成人女子が10歳女子より大きいといえるか。平均値が2倍の差があるので変動係数を計算してみる。成人女子の変動係数は（5.0÷53.5）×100＝9.3%、10歳女子の変動係数は（3.8÷26.5）×100＝14.3%となり、10歳女子の方がばらつきが大きいことになる。

6）平均の散布度、標準誤差（Standard Error：S.E. または SE）

言葉が似ているために、標準偏差と誤って用いられるものに標準誤差がある。標準偏差はデータのばらつきを示すのに対し、標準誤差は標本平均のばらつきを示す指標である。

$$標準誤差SE = \frac{標準偏差（SD）}{\sqrt{標本数}}$$

例として、ある平均値を出したと同じような条件で同じような例数の集団を用いて何回も同じような実験を行うといくつかの平均値が出る。それらの平均値のばらつきの程度を示すものが、標準誤差である。

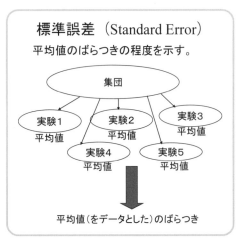

6 基本統計量（分布の形）

量的データをグラフ化するときは、ヒストグラムであった。

ヒストグラムの理想的な形は、左右対称できれいな山形をなす。これを正規分布という。

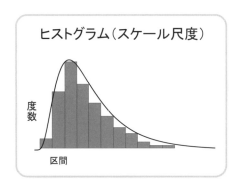

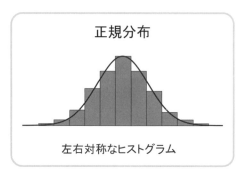

量的データの分布の形状を示す指標として歪度・尖度がある。

1) 歪度（わいど：Skewness）

分布の対称性を表す指標を歪度という。

歪度＝0の時は、正規分布（左右対称）を示す。

歪度＞0の時は、右に裾が長く（分布の中心が左に偏っている）分布を示し、歪度＜0の時は左に裾が長い（分布の中心が右に偏っている）分布を示す。

$$歪度 = \sqrt{n} \, \frac{\sum (x_i - \bar{x})^3}{\{\sum (x_i - \bar{x})^2\}^{3/2}}$$

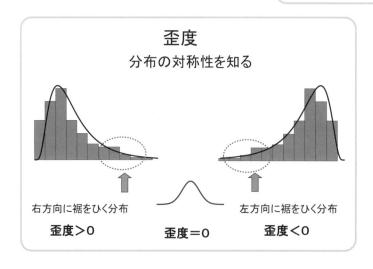

2) 尖度 (せんど：Kurtosis)

　分布のとがり具合を表す指標を尖度という。

尖度＝0のときは正規分布を示す。

尖度＞0であれば正規分布より尖った分布を表し、尖度＜0であれば正規分布より丸くなだらかな分布を表す。

$$尖度 = n\frac{\sum(x_i - \bar{x})^4}{\{\sum(x_i - \bar{x})^2\}^2}$$

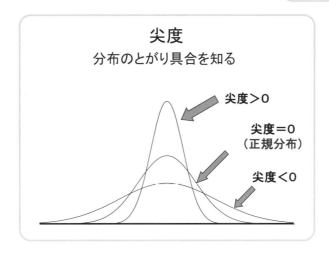

尖度
分布のとがり具合を知る

尖度＞0
尖度＝0
（正規分布）
尖度＜0

7 量的データの図表化 — 2

データ全体の分布や特徴を確認するために次のような統計図表が考案されている。

1) 度数分布表

データまたはデータ範囲（階級）ごとの度数を表にしたものである。

階級	度数
0〜 9	63
10〜19	38
20〜29	42
30〜39	28
40〜49	13
50〜59	13
60〜69	11
70〜79	1

2) ヒストグラム

度数分布をグラフにしたものである。

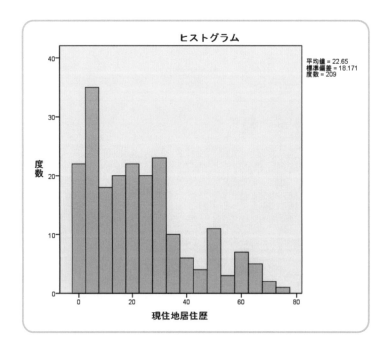

3) 幹葉図

度数分布表の改良版である。木の幹にデータの上位の桁または階級値をとり、葉にデータの下位の数値または階級値をとり、個々のデータについてすべてを表示する。

データがすべて現れるので、個々のデータの情報は省略されない。

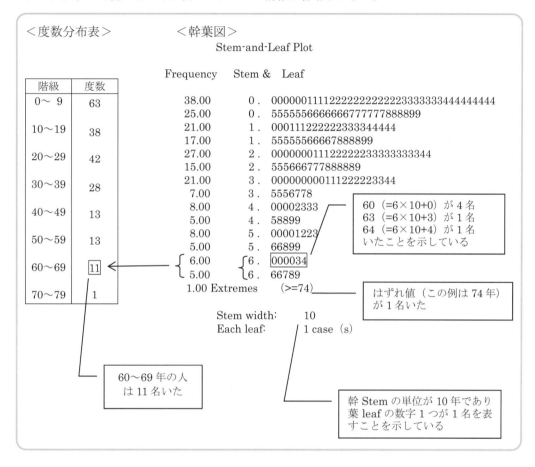

4) 箱ひげ図

　箱ひげ図は、ヒストグラムと同じように、分布の歪みや、はずれ値の有無を把握するためのグラフである。この図は4分位範囲を箱で、中央値を箱内に横棒で示している。4分位範囲の1.5倍内にあるデータの最大値と最小値の位置まで縦棒で示す。4分位範囲外のデータがある場合は、はずれ値としてプロットする。

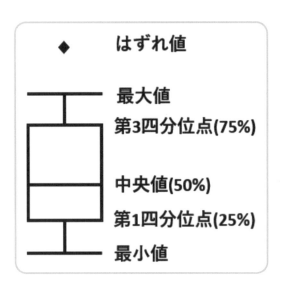

C 章末問題

問 題 3-1

25 人の体重（kg）のデータを表に示す。

39					
42	44				
47	48				
50	51	54	54		
56	57	57	58		
60	61	61	62	63	64
66	67	67	69		
70	73				

中央値はどれか。

① 57

② 58

③ 59

④ 60

［第 95 回（2009 年）保健師国家試験問題（午前）34 より引用］

問題 3-1
解 答

25 個のデータがあるため、中央値は 13 番目のデータになる。

よって中央値は 58、答えは②となる。

ある町の基本健康診査受診者の最高血圧の度数分布を表に示す。

低いほうから第 3 四分位点はどの範囲に属するか。

最高血圧（mmHg）	人数（人）
100～109	15
110～119	35
120～129	90
130～139	160
140～149	180
150～159	130
160～169	80
170～179	70
180～189	35
190～199	5
合　　計	800

中央値はどれか。

① 130～139

② 140～149

③ 150～159

④ 160～169

［第 94 回（2008 年）保健師国家試験問題（午前）70 より引用］

問題 3－2

解 答

正解 ③

データの度数を 4 等分するときの値のことを「四分位数」という。小さいほうから順に、第 1 四分位点、第 2 四分位点（中央値でもある）、第 3 四分位点という。

第 1 四分位点は 200 人目、第 2 四分位点は 400 人目、第 3 四分位点は 600 人目となるため、150～159 mmHg の範囲に含まれる。

集団に対して、ある物質の血中濃度を測定した結果を示す。

測定値	3,000	250	200	150	120	100
人数	1	2	3	5	7	2

この集団を代表するのに適した数値はどれか。

① 300

② 250

③ 200

④ 150

⑤ 100

［第 96 回（2010 年）保健師国家試験問題（午後）23 より引用］

問題 3-3
解　答

正解 ④

　ヒトの健康情報では、血液生化学データなどのようにプロットすると右に裾野の広がったグラフになる変数が出てくる場合がある。このように分布の正規性が仮定できない変数の代表値としては中央値を用いるべきである。測定値 3000 のデータは外れ値であると判断する。平均値は外れ値の影響を受けやすいため、代表値として中央値や最頻値の使用が適当である。

　中央値とは、n 個の測定値を小さい順に並べたときにちょうど真中にくる値である。設問の場合、データの個数は 20 個あるため、10 個目と 11 個目の数値の平均が中央値となる。

単位が同じである統計値の組合せで正しいのはどれか。

① 中央値 ──────── 四分位偏差
② 平均値 ──────── 分散
③ 最頻値 ──────── 変動係数
④ 分散 ──────── 範囲

［第 98 回（2012 年）保健師国家試験問題（午後）28 より引用］

問題 3−4

解　答

正解　　①

① 四分位偏差＝四分位範囲／2
② 分散も標準偏差と同じく正規分布が仮定される分布の散布度の指標ではあるが、単位が異なるので誤り。
③ 変動係数とは相対的なばらつきを示す指標であり、標準偏差／平均値で求められる。単位をもたない数であり、誤り。
④ ①〜③の組み合わせは代表値と散布度の組み合わせであるのに対し、「分散」と「範囲」はいずれも散布度の指標であり、かつ単位が異なるため誤り。

ヒストグラムについて正しいのはどれか。

① 連続量や度数の経時的変化を折れ線で示す。

② 名義尺度の度数の分布を棒の高さとして示す。

③ ある範囲にある連続量の度数を面積の大きさとして示す。

④ 標本のもつ2つの連続量をプロットしてその関連を示す。

［第100回（2014年）保健師国家試験問題（午前）23より引用］

問題 3−5
解 答

正解 ③

ヒストグラムは1つの連続量の度数分布をあらわした柱状のグラフであり、横軸に階級をとり、縦軸に階級ごとの頻度を示す。各階級の柱の幅は一定であるため、柱の面積によってその頻度を表す。

① ヒストグラムは経時的変化を示すグラフではない。また折れ線ではなく、柱状のグラフである。

② ヒストグラムは連続量の各階級の頻度を示すグラフである。

③ 正解

④ 相関図の説明である。

第 4 章

検定・推計の概念

第4章

検定・推計の概念

1 確率変数と確率分布

確率変数とは、試行の結果によって、その値をとる確率が定まる変数のことをいう。また確率変数とその値をとる確率との対応を示したものを**確率分布**という。

例をあげると、体重の度数分布表で、階級値が「確率変数」、相対度数が「確率」である。

体重の度数分布表

	階級値	度数	相対度数
50〜55 kg	52.5 kg	2	0.05
55〜60 kg	57.5 kg	5	0.12
60〜65 kg	62.5 kg	10	0.23
65〜70 kg	67.5 kg	17	0.40
75〜75 kg	72.5 kg	9	0.21

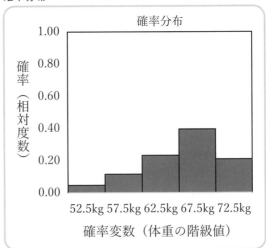

一般的に記すと、

確率変数 X の値を $x_1, x_2, \cdots\cdots, x_n$、それぞれに対応する確率を $p_1, p_2, \cdots\cdots, p_n$ とすると、$0 < p < 1$　$p_1 + p_2 + \cdots + p_n = 1$ という確率 P が成り立つ。

また、確率変数 X の確率分布 P は次のような表で表される。

X	x_1	x_2	………	x_n	計
P	p_1	p_2	………	p_n	1

1.1 確率分布の種類

1) 一様分布

サイコロの目の出方を考えよう。サイコロの確率変数 X の確率分布 P は

X	1の目	2の目	3の目	4の目	5の目	6の目	計
P	1/6	1/6	1/6	1/6	1/6	1/6	1

と表される。

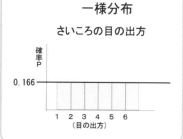

2) 二項分布

製品（良品・不良品）の不良品の起こる確率の分布や、福引き（赤玉・白玉）の赤玉の出る確率の分布など、互いに背反な2つの事象のうちの1つの事象の起こる確率の分布を、二項分布という。

> 1回の試行で事象（不良品）の起こる確率が p、起こらない確率が q のとき、この試行を n 回行ったときに事象（不良品）が起こる回数を $X = k$ 回とするとき、X は確率変数となり、確率 P と確率分布表は、
>
> $$P(X = k) = {}_nC_k\, p^k\, q^{n-k}$$ と表すことができる。
>
> このような確率分布を二項分布という
>
> | X | 0 | 1 | …… | k | …… | n | 計 |
> |---|---|---|----|---|----|---|---|
> | P | ${}_nC_0q^n$ | ${}_nC_1pq^n$ | …… | ${}_nC_kp^kq^{n-k}$ | …… | ${}_nC_np^n$ | 1 |

二項分布は、試行回数 n と確率 P によって定義される。

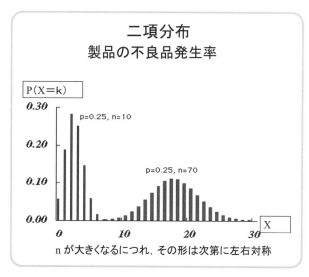

3）ポアソン分布

まれにしかおきない医療事故など、めったにおきない事柄によくあてはまる分布。

> 確率変数 X が 0, 1, 2 ……、n の値をとるとき、その確率が
> $$P(X=k) = \frac{\lambda^x}{x!}\, e^{-\lambda}$$
> で与えられる確率分布をポアソン分布 $P(\lambda)$ という。

ポアソン分布は、一つのパラメータ λ によって分布の形が決まる。

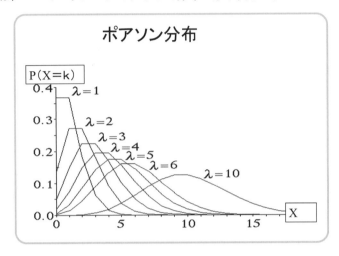

4）正規分布（normal distribution）

　正規分布は統計学において最も重要な分布である。正規分布とは、平均値の付近に集積するようなデータの分布を表した確率分布である。

　中心極限定理により、データ数が大きい分布の確率変数は正規分布に従うという大事な性質がある。

> **中心極限定理**：どんな確率分布でも、同じ物をたくさん集めて平均を取ると正規分布になる。正確には「互いに独立で同一の確率分布に従うような確率変数の標本平均の分布は、正規分布に収束する」。この定理により、データ数が大きい分布を正規分布とみなすことができる。

> 「正規分布」の表記　$N(\mu, \sigma^2)$　　（μ：平均、σ^2：分散、σ：標準偏差）

正規分布の性質として重要なものは、以下の通りである。

①平均を中心に左右対称。歪度＝0、尖度＝0である。

②平均と中央値と最頻値が等しい。

③平均や標準偏差が変わっても、分布の形は不変である。

④平均と標準偏差がわかれば、相対度数（全体を1としたときの割合）が計算できる。確率
　変数 X が正規分布に従う時、X が含まれる確率は
　$\mu \pm 1\sigma$ 内の範囲に 68.3%、
　$\mu \pm 2\sigma$ 内では 95.5%、さらに
　$\mu \pm 3\sigma$ 内では 99.7% となる。
　（μ：平均　σ：標準偏差）

これを「**シグマ (σ) の法則**」という。

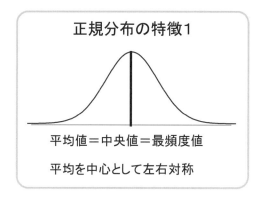

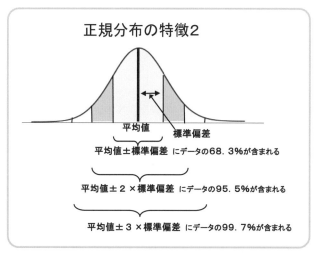

人間に関する多くの情報は正規分布に従うことがわかっている。

身長・pH・総蛋白・尿酸・血中のナトリウム・血中のリン　など。

（変換が必要なものもある）中性脂肪・コレステロール　など。

> **参考**　臨床検査の正常値の範囲は、
> 平均値 ± 1.96 × 標準偏差
> （95%のデータが含まれる範囲）で計算される。

　正規分布は、t 分布や F 分布といった種々の分布の考え方の基礎になっているだけでなく、実際の統計的推測においても、仮説検定・区間推定など様々な場面で利用される。

　実際に検定などにおいて正規分布を用いる時は、確率変数 X を標準化した変数 z　$z = \dfrac{(x-\mu)}{\sigma}$ が、標準正規分布に従うことを利用する場合がほとんどである。

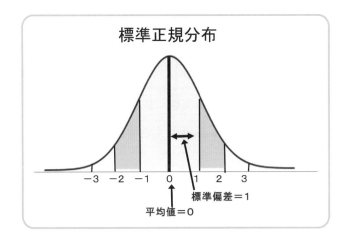

> 「標準正規分布」の表記　$N(0, 1)$　（平均 $\mu = 0$、分散 $\sigma^2 = 1$）

統計学では、調査対象の集団全体を**母集団**とよぶ。

記述統計学では、母集団のすべてを調査（全数調査）して、得られた情報を整理して特徴を簡潔に表す方法について考える。例えば、データの分類、度数分布表・ヒストグラム・適切なグラフの作成、平均値・中央値・標準偏差などの統計量の計算などがある。

しかし、母集団すべてを調査するのは、時間・労力・資金・倫理上の問題などにより、行うことが困難な場合がある。

推測統計学では、調査対象である母集団のなかから一部の対象を選び出して調査（標本調査）し、得られた情報から母集団の傾向を推測・推定する。

2.1 全数調査と標本調査
1）全数（悉皆：しっかい）調査

対象集団の全員を調べる方法であるが、大集団に対しては不可能なことが多い。全数調査の例としては、国が行う国勢調査・人口動態調査・医療施設調査などがある。

2）標本調査

母集団から一定の手順で標本を選択する。この集団を標本集団と呼ぶ。

選択された標本にもとづいて調査した結果から母集団の特性を推計する方法である。

この方法は少ない費用と少ない手間で効率的に標本集団について調査研究し、結論を引き出す方法であるが、標本が母集団を代表することが不可欠である。

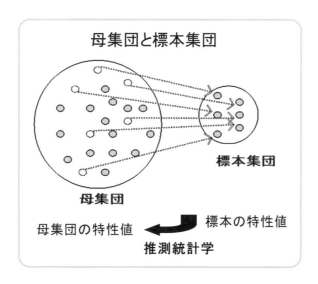

●標本選択の方法
1）無作為抽出法

標本は母集団の特性を正しく代表しなければならない。そのための標本抽出は、研究や調査者の作為があってはならず、主観をまったく入れない無作為な標本を選ぶことが重要である。

①割当抽出法：ある県内の中学女子の風疹抗体価を調査するために、300人を県内の60の中学校から各5人ずつ抽出するように、母集団をいくつかのグループに分け、それぞれのグループから標本を選ぶ方法である。

世論調査や視聴率調査において、事務系労働者・現業労働者・管理的労働者・主婦・学生からそれぞれ数人を選んで質問する場合などが、割当抽出の代表的なものである。

②無作為抽出法：単純無作為抽出法ともいう。母集団に番号をつけたリストを作成し、乱数サイコロの目や乱数表によって、該当する番号の個体を抽出する方法である。

③系統抽出法：母集団のリストを作成し、サイコロの目もしくは乱数表によって出発点を定め、そこから一定間隔で標本を抽出する方法である。

④層化抽出法：割当抽出法と同様に母集団をいくつかの層に分け、各層から一定の割合で標本を抽出する。各層からの標本抽出は無作為もしくは系統的に行う。層に分けるために、母集団内の各個体がどの層に属するかをわかっている必要がある。

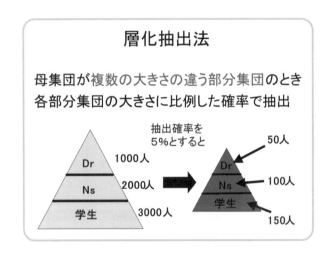

⑤多段抽出法：A県とB県から300人抽出する場合に、市町村をいくつか抽出し、抽出された市町村から世帯を抽出し、さらに各世帯から個人を抽出するというように、多段階に抽出する方法である。各段階の抽出は単純無作為、系統、層別のいずれかの方法による。段階は2つ以上のいくつでもよい。

⑥集落（クラスター）抽出法：多段抽出法の一種であるが、多段抽出法の例で抽出された世帯については全員を標本とするように、個体の1つ前の段階で選ばれた単位については全員を標本とする方法である。

⑦多相抽出法：層化抽出法を何回か繰り返す方法である。

⑧経時抽出法：一定期間をおいて継続的に無作為抽出を行う方法である。

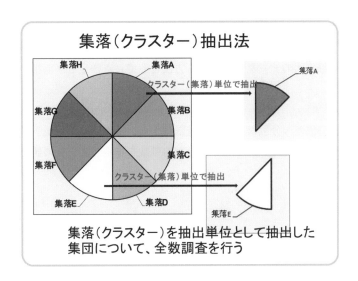

2) 有為抽出法

　調査対象者（標本）を抽出する際に、ある目的のために意図的に選ぶ方法のこと。たとえばサラリーマンを対象としたアンケートにおいて、世代を絞り込む・職務や役職で選ぶなどがある。実施が容易である反面、標本抽出の主観性を排除できないため誤差の影響を統計的に推定することが困難である。

①紹介法：友人・知人・会社の同僚など調査に協力してくれそうな人々を標本とする方法。

②応募法：募集に応じたモニターなど自発的に応募してきた人を標本とする。自発的に応募してきた人は、その調査（または商品）に興味を持っており質の高いデータが得られる可能性も高い。

③典型法：母集団を代表する典型的な人を選び標本とする方法。

④インターセプト法：街路、ショッピングセンターなどで調査協力を依頼する方法。依頼者の技量により協力率も異なる。

⑤出口調査：インターセプト法に近いが、選挙当日に投票所から投票を終えて出てきた有権者に、どの政党・候補者に投票したのかを尋ねる方法。

⑥割り当て法：以前行われた調査で割り当てられた構成と同じになるように随意に選択する方法。例として、国勢調査等の事前情報を利用して母集団の構成比率に等しくなるように標本を集める方法。標本を母集団に似せることはできるが、調査の精度を統計的に評価することができないという限界がある。

⑦デルファイ法：デルファイ法では、まず予測したいテーマについて詳しい専門家や有識者を選んで意見を求める。得られた回答は統計的に集約して意見を取りまとめ、これを添えて同じ質問を各専門家に対して行い、意見の再検討を求める。この質問とフィードバック、意見の再考という過程を数回繰り返すとグループの意見が一定の範囲に収束してくる。この意見集約によって、確度の高い予測を得ようというわけである。

3　推定　一部のサンプルから全体を予測する

標本のデータから母集団のデータを推定する方法として、点推定と区間推定の2つがある。

1) 点推定

標本の平均値・標準偏差・分散などの要約統計量から、母集団の平均値・標準偏差・分散（それぞれ母平均・母標準偏差・母分散という）などの母数を推定して1つの値を求めることを点推定という。

2) 区間推定

標本平均から母平均を推定する場合、すべてのデータを調査したわけではないため、誤差があることを考慮しなければならない。そこで、特定の1つの値にしばらず「2つの値の間に母数が含まれている」と幅・区間をもたせて推定することを区間推定という。

例えば、ある病気の入院日数がどれくらいになるかを推定する場合、同じ病気の人々の入院日数を調べる。その結果から、点推定では1つの値として、平均値が50日という。区間推定では、95％の確率で平均値が30〜70日の間に入るという。

> サンプルサイズが大きくなると、標本平均の分布は
>
> $$平均＝母平均\ \mu \quad 分散＝母分散\ \frac{\sigma^2}{n}$$
>
> の正規分布に従うと考える（中心極限定理より）。
>
> このときのばらつき、つまり標本平均の分布の標準偏差を標準誤差（SE）という。
>
> $$標準誤差(SE)＝\sqrt{分散}＝\frac{\sigma}{\sqrt{n}}＝\frac{標準偏差}{\sqrt{サンプルサイズ\ (例数)}}$$

正規分布の性質から

標本平均±2×標準誤差（SE）の範囲には、約95％の確率で母平均が含まれることになる。この範囲＝区間のことを信頼区間という。

　母平均の95％信頼区間＝標本平均±1.96×標準誤差（SE）
　母平均の99％信頼区間＝標本平均±2.58×標準誤差（SE）

例題）日本全国の20歳女性の血中ヘモグロビン濃度を調査するため、100名からデータを採取したとき、平均値±標準偏差＝13.0±2.0 g/dL であったとする。このときの信頼区間を計算してみよう。

母集団は全国の20歳の女性、サンプルサイズは100、標本平均は、13.0、標本標準偏差は2.0となる。サンプルサイズは大きいので、

$$\text{標準誤差（SE）} = \frac{\text{標準偏差}}{\sqrt{\text{サンプルサイズ（例数）}}} = \frac{2.0}{\sqrt{100}} = 0.2$$

・95％信頼区間＝標本平均±1.96×標準誤差（SE）
$$= 13.0 \pm 1.96 \times 0.2$$
$$= 13.0 \pm 0.392$$
・99％信頼区間＝標本平均±2.58×標準誤差（SE）
$$= 13.0 \pm 2.58 \times 0.2$$
$$= 13.0 \pm 0.516$$

となる。

中心極限定理：どんな確率分布でも、同じ物をたくさん集めて平均を取ると正規分布になる。正確には「互いに独立で同一の確率分布に従うような確率変数の標本平均の分布は、正規分布に収束する」。この定理により、データ数が大きい分布を正規分布とみなすことができる。

大数の法則：試行の回数を増やすことによって、実際に観察される事象の起こる確率が、理論的な確率に近づくという法則である。

試行の回数（サンプルサイズ）が少ないと平均値のバラツキが大きくなるが、試行の回数（サンプルサイズ）が大きいと母集団の平均値に近い値が得られることになる。例えば、サイコロの6の目の出る確率は1/6であるが、6回振ったら6が必ず1回だけ出るとは限らない。しかし、100回・1000回・10000回とサイコロを振る回数を増やしていけば、その確率は1/6に近づいていく。

統計的な判断をするときはどうしても確率の話が出てくる。簡単な例として、コインが表と裏の出る確率が異なるかどうかを考えよう。コインを投げたときに表の出る確率は 0.5 である。

さて 4 回コインを投げた時を考えてみる。表の出る確率と裏の出る確率が同じなので、ふつうは表が 2 回・裏が 2 回になると考える。したがって、4 回とも表になったら通常ではこのコインは表と裏の出る確率が異なると判断するかもしれない。

しかし統計学では仮説に基づく確率を計算する。この例の帰無仮説は「表と裏の出る確率は等しい」としておく。さて、この帰無仮説のもとで 4 回投げるとすると、どのような確率になるだろうか？

この実験のすべてのコインの表裏のでる場合を考えると図のようになる。

4 回すべてが表：1 通り、3 回が表で裏 1 回：4 通り、2 回が表で裏 2 回：6 通り、1 回が表で裏 3 回：4 通り、4 回すべて裏：1 通りの、全体で 16 通りの場合がある。

4 回すべてが表になる確率は 1÷16＝0.0625 である。表と裏の出る確率が同じでも 4 回とも表になることがあるのである。4 回すべてが裏になる確率も 1÷16＝0.0625 である。2 つの確率の合計は 0.0625＋0.0625＝0.125 となる。（このような考え方を両側確率という。）言い換えると、すべて表またはすべて裏の出る確率は 0.125 であり、極端に異なると判断する確率が 0.125 であることを意味する。

では、帰無仮説「表と裏の出る確率は等しい」は捨てられるであろうか。統計学では、0.05 以上の確率はまだかなり高いと考えて、4 回とも表であっても帰無仮説「表と裏の出る確率は等しい」を捨てない。このように統計的判断はかなり慎重なものである。

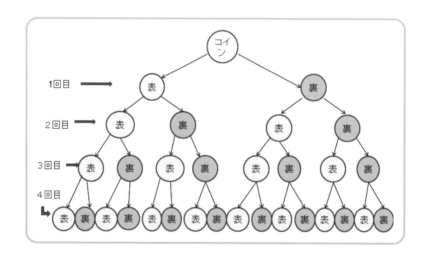

5.1 仮説検定のロジック

仮説の検定では「仮説」をたてることが重要となる。

我々が統計処理を行う際は「差がある」・「違いがある」ことを示したいのだが、統計学の仮説検定では「差はない」・「同じ」・「等しい」という仮説をたてる。これを**帰無仮説**と呼ぶ。

帰無仮説とは「無に帰する（棄却）することを前提としてたてる仮説」と考えてもよい。なぜ帰無仮説を最初にたてるかの理由は、「差がある」という仮説だと「大きな差がある」・「小さな差がある」・「中位の差がある」などなど、無限にたてられるからである。その一つひとつについて検討するのは事実上不可能である。それに対して、帰無仮説「差はない」というのは、これ以外の形はない。これを肯定するか否定するかを決めればいいだけの単純なものになるわけである。

統計学では帰無仮説を肯定することを「採択する」、否定することを「棄却する」という。もし帰無仮説が採択されれば、「差はない」と結論する。反対に、もし帰無仮説が棄却された場合は、「差はない、とは言えない」つまり「差はある」と結論されることになる。

帰無仮説の反対の仮説のことを、「**対立仮説**」と呼ぶ。我々が本当に示したいのは対立仮説である。対立仮説は、帰無仮説が棄却されたときに採択される仮説で、「差はないとは言えない、つまり差はある」という形である。

まわりくどい説明であるが、差があることを直接説明するのは、1つに絞れないので、「差がない」ことを否定することで、差があることを主張するという、いわゆる背理法で検定を行っているわけである。

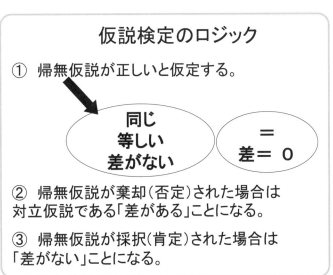

5.2 仮説検定

帰無仮説のたて方と検定統計量を理解するために、代表的な統計手法について「検定目的：対立仮説」「帰無仮説」「検定統計量」「帰無分布」について表に示す。

次ページからの説明の参考にしてほしい。

表 帰無仮説のたて方の例

検定目的：対立仮説	帰無仮説	検定統計量	帰無分布
集めたデータの平均値が全国平均よりも高いことを示したい	集めたデータの平均値と全国平均が同じ	データの平均値と全国平均との差は0を中心とした正規分布をしている	正規分布
集めたデータの比率が全国データの比率と異なっていることを示したい	集めたデータの比率が全国データの比率と同じ	件数の差の二乗を全国件数で割ったものを加えていくと χ^2 分布にしたがう	χ^2 分布
薬の投与、手術の実施などの前後で同じ対象者からデータを集め、前後で変化があったことを確証したい	前後で差はない	差のデータは0を中心とした正規分布をしている	正規分布
グループ間で平均値に差があることを実証したい	平均値が等しい	平均値の差を標準偏差で割ると t 分布している	t 分布
データの間に関係が有ることを確証したい	関係がない	相関係数は0を中心とした分布となる	t 分布

1) 仮説検定の手順

①自分自身が示したい仮説（対立仮説）をたてる（通常は差があることを示したい。違いがあることを示したい。関連のあることを示したいなど）。

②仮説を検証するためのデータを集める。

③仮説（対立仮説）とは反対の帰無仮説をたてる。

④統計的検定方法を選択する。

⑤検定統計量を計算する。

⑥有意確率 p 値を計算する。

仮説検定

① ほんとに示したいこと(仮説・対立仮説)を考える。
<違いがでるはずだ！>

② データを集める。
―――――――――――――――――――――

③ 仮説とは反対のこと(帰無仮説)を考える。
<違いがでるはずだ！> ➡ （同じ）

④ 検定方法を選ぶ。

⑤ 統計値を計算する。

⑥ 有意確率 p 値を計算する。

⑦ 有意確率 p 値にもとづいて帰無仮説を評価する。

★この⑤と⑥については、現在は統計ソフトによって計算することが一般的である。

⑦有意確率 p 値にもとづいて帰無仮説の採択と棄却を判断する。

2) 検定統計量と帰無分布

検定に必要な統計量を検定統計量（上記⑤）という。言い換えれば、帰無仮説を採択するか、棄却するかを判断するために計算する値である。

例えば

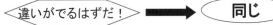

母集団のばらつきがすでにわかっている場合の標本平均 $(\bar{x})$ は、母平均値 (μ)、母分散 $(\dfrac{\sigma^2}{n})$ に従うため、これを標準化して $Z = \dfrac{(\bar{x} - \mu)}{\dfrac{\sigma}{\sqrt{n}}}$ を計算する。

この検定統計量 Z が正規分布に従うことを利用して、帰無仮説の採択・棄却の判断に用いる。一般的にはこれらの計算式は、パソコンのソフトに組み込まれているため覚える必要はない。

帰無仮説が正しいと仮定したときの検定統計量の標本分布を、特に帰無分布と呼んでいる。帰無分布には、標準正規分布・ t 分布・ χ^2 分布・ F 分布などがある。

3）有意水準 α と有意確率 p

　帰無仮説を評価する際に、どの程度の差が見られれば統計学的に「意味のある差」・「有意な（significant）差」になるかをあらかじめ決める。この基準となる確率を有意水準あるいは危険率といい、α で表す。一般的には有意水準 $\alpha=0.05$ あるいは $\alpha=0.01$、$\alpha=0.001$ が用いられることが多い。

　有意水準 α より小さい確率に対応する標本分布の領域を帰無仮説の**棄却域**という。つまり、検定統計量の実現値を帰無分布と照らし合わせてみて、棄却域の範囲に落ちる場合はまれにしか起きない出来事と判断して、帰無仮説を棄却する。逆に帰無仮説が正しければ分布の中心付近になるはずである。

　棄却域は、標準正規分布であれば $\alpha=0.05$ のときに両側で 5％、上側・下側それぞれで 2.5％ずつになる。棄却域でない部分を帰無仮説の採択域という。

　仮説検定では、帰無仮説が正しいという条件のもとで、標本から計算された検定統計量の実現値以上の検定統計量が得られる確率（帰無分布の図でいえば実現値より端になる面積の割合）が得られる。これを p 値（確率 probability の p）あるいは有意確率という。簡単にいえば、検定統計量の実現値を $0 <$ 確率 < 1 に変換して検定結果を解釈しやすくしたものである。

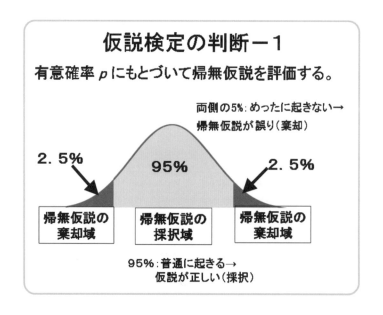

4）帰無仮説の判断

　有意確率 p は、統計ソフトを用いると容易に計算できる。有意確率 p が計算されたあとは、あらかじめ決めてある有意水準 α（例えば 0.05）と比較する。

　もし $p<0.05$ であるならば、p 値は帰無仮説の棄却域にあるので、検定をした現象はめったに起きない（この現象が起きる確率は 5% 以下になる）ことになるので、もともとの帰無仮説は棄却され、対立仮説を採択する。こうした判断の結果を「統計学的に有意差がある」という。検定結果の記述方法として、「有意水準 5% で帰無仮説を棄却し、対立仮説を採択する」あるいは「5%水準で有意であった」などと表現する。

　また $p<0.01$ の場合は「有意水準 1% で帰無仮説を棄却し、対立仮説を採択する」、さらにまた $p<0.001$ であった場合は「有意水準 0.1% で帰無仮説を棄却し、対立仮説を採択する」ことになる。もちろん有意水準 0.1% は、有意水準 1% より、また有意水準 1% は 5% より、厳しい条件で検定を行っていることになる。

　一方、もし $p\geq0.05$ ならば、p 値は帰無仮説の採択域にあるので帰無仮説は棄却されない。すなわち、有意差はないことになる。帰無仮説が棄却されなかった場合は、帰無仮説を消極的に採択する。なぜなら、採択域に p 値があっても母数と帰無仮説の値が完全に等しい保証はないからである。この場合は「有意水準 5% で有意ではない」あるいは「帰無仮説を棄却できなかった」と表現する。

仮説検定の判断－2

$p\geq0.05$	有意差なし
$p<0.05$	有意差あり（有意水準・危険率 $\alpha=0.05$）
$p<0.01$	有意差あり（有意水準・危険率 $\alpha=0.01$）
$p<0.001$	有意差あり（有意水準・危険率 $\alpha=0.001$）

統計仮説が棄却（有意差あり）の場合、
どちらが大きいかを、基本統計量の
代表値により判断する。

5) 両側検定と片側検定

　帰無仮説とは「棄却することを前提として立てる仮説」だが、この仮説は1つしかない。すなわち、「同じ」「等しい」「差はない」ことである。

　それに対して対立仮説は複数ある。例としてA集団とB集団の身長の平均値について考えてみる。「小学生A集団の身長の平均値である母平均μは、全国の小学生の平均値μ_0をより高い」という対立仮説を証明したい場合、以下のような帰無仮説をたてたとする。

　　帰無仮説　H_0　：　$\mu = \mu_0$

　このとき対立仮説としては以下の3つが考えられる。
　　対立仮説その1　$H_1 : \mu \neq \mu_0$
　　対立仮説その2　$H_1 : \mu > \mu_0$
　　対立仮説その3　$H_1 : \mu < \mu_0$
　対立仮説その1は両側検定、対立仮説その2と対立仮説その3は片側検定、つまりは棄却域が両側にある場合は両側検定で、棄却域が片側にある場合は片側検定になる。

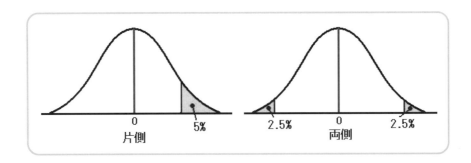

　片側検定を用いれば、同じ有意水準5%でも片側だけを考えればよいので、棄却域が広がり棄却されやすい。つまり、目的とする対立仮説が採択されやすいことになる。しかし検定の目的は、有意差を得ることではなく理屈に合った検定をして正しい結果を出すことである。あきらかに大小関係がはっきりしている場合には片側検定でよいが、人間を対象とする場合は母集団についての確かな知識が少ないことが多いので、一般には両側検定を使用している。

6）第1種の過誤と第2種の過誤

　母集団の平均や割合に差があるかどうかの真実は1つだが、仮説検定では「差がある」、「差があるとはいえない」のいずれかの判定を下す。そのため、どちらに判定しても過誤を犯す危険性は存在する。これらの起こり得る場合は次の表のようになる。

		帰無仮説が正しい	帰無仮説が誤り
仮説検定の結果	帰無仮説を採択	○ $(1-\alpha)$	第2種の誤り (β)
	帰無仮説を棄却	第1種の誤り (α)	○ $(1-\beta)$

　表中の○は、帰無仮説の真の姿が仮説検定の結果に反映されており、正しい判定といえる。

　第1種の過誤とは、「帰無仮説が正しいにもかかわらず、帰無仮説を棄却してしまった」ものであり、通常、第1種の過誤の確率をαで表す。
　逆に第2種の過誤は「帰無仮説が誤っているにもかかわらず、帰無仮説を採択してしまった」ものであり、その確率をβで表す。

　前述の「有意水準」は、帰無仮説を棄却した場合の第1種の過誤を起こす確率αと同じことになる。有意水準$\alpha=0.05$とは、例えば「母集団には差はないのに、検定の結果、差があると判定してしまった」という第1種の過誤の確率を5%に設定するということである。言い換えると、例えば「A集団とB集団の収縮期血圧の平均は有意水準5%で有意な差がある」あるいは「新しい治療法では従来の治療法に比べて後遺症の割合が少ない（$p<0.05$）」という場合、第1種の過誤をおかす可能性は、たとえあったとしてもその確率は5%であることを意味している。

C 章末問題

問 題
4−1

正規分布について誤っているのはどれか。

① 一峰性である。
② 左右対称である。
③ 平均値と中央値が一致する。
④ 平均値が決まれば一意に定まる。
⑤ 平均値±2×標準偏差の範囲に全体の約95%が含まれる。

［第99回（2013年）保健師国家試験問題（午前）32より引用］

問題 4−1
解 答

正解 ④
　① ○　正規分布は一峰性（単峰性）の分布である。
　② ○　正規分布は左右対称が特徴である。
　③ ○　左右対称のため、平均値と中央値は同じ値である。
　④ ×　平均値が同じ値でも、標準偏差の大きさによって分布の形状は変化する。
　⑤ ○　平均値±2×標準偏差の範囲に全体の約95%が含まれる。

日本人の血液型のうち AB 型の割合が 10％であるとする。無作為に選んだ 100 人の日本大集団のなかに AB 型の大が 20 人以上いる確率を知りたい。

この集団のなかに含まれる AB 型の人数が従う分布として最も適切なのはどれか。

① t 分布
② F 分布
③ 正規分布
④ 二項分布

［第 100 回（2014 年）保健師国家試験問題（午後）16 より引用］

問題 4−2

解 答

正解 ④

　問題は、AB 型である確率が 10％、それ以外の確率が 90％のグループからランダムに選ぶ操作を 100 回行っている。この分布は二項分布に従う。

市の保健師が市内在住の成人の生活実態把握のために横断調査を行う。
対象者の選定で適切なのはどれか。

① 市内の主要駅の通行人
② 無作為に選定した1地区の成人全員
③ 市の住民基本台帳から無作為に選定した成人
④ インターネットで募集した成人

［第99回（2013年）保健師国家試験問題（午前）26］

正解 ③

　標本調査を行う際にはその調査対象集団（母集団）を代表する標本を抽出することが重要であり、確率法則に従う手段で行うこと（無作為抽出）が必要である。

　① × 　有意抽出（有為抽出）であり、かたよった対象となる可能性が大きい。
　② × 　抽出された地区が市全体を代表しているとは限らない。
　③ ○ 　市全体の市民を代表しうる最も適切な標本抽出方法である。
　④ × 　有意抽出であり、かたよった対象となる可能性が大きい。

全国から無作為抽出された世帯及び世帯員を対象として行われる調査はどれか。

① 患者調査
② 人口動態調査
③ 食中毒統計調査
④ 学校保健統計調査
⑤ 国民生活基礎調査

［第 106 回（2020 年）保健師国家試験問題（午前）30］

問題 4−4
解　答

正解 ⑤

① 患者調査は、都道府県別に層化無作為抽出された医療施設（500 床以上の病院は悉皆調査）を利用した患者を調査対象としている。

② 人口動態調査は、都道府県からの報告に基づいて行われる業務統計である。日本に居住する日本人・外国人（3 ケ月以上日本に居住）および外国に居住する日本人から届け出られた出生・死亡・婚姻・離婚および死産の全数を対象としている。

③ 食中毒統計調査は、食品衛生法により、都道府県からの食中毒事件票（原因・発症年月日・患者数・死者数など）による報告を集計している。

④ 学校保健統計調査は、層化無作為抽出により調査実施校が決定され、実施校に在席する児童・生徒が調査対象となっている。

⑤ 国民生活基礎調査は、全国の世帯および世帯員から標本抽出された調査客体に対し、保健・医療・福祉・年金・所得など国民生活の基礎的事項を調査している。

第 5 章

2 群の比較
（母集団と標本集団との比較）

第5章

2群の比較
(母集団と標本集団との比較)

　医療の分野においても、他の分野と同様、2群の比較をして差があるかどうかを知りたい場合が多くある。例えば、

①新しい健康指導を行った場合、健康状態が改善された人の集団のほうが従来の健康指導をした集団よりもかなり多いように思えるが、確信を持ってそういえるか。
②Ｂ療法を受けた群とＣ療法を受けた群とでは改善の度合いが違っているようにみえるが、違うといえるか。
③保健指導の経験のある学生とない学生とでは、保健医療の実習後、対象者に対する意識が違っているように思えるが、本当にそういいきれるか。

といった疑問が生じてきた場合である。このような場合に、統計学的に意味のある違いなのかどうなのかを明らかにしようとするのが、統計学における差の検定である。

　2群の差の比較について、

　　1. 母集団と標本集団との比較
　　2. 対応のある標本集団の比較
　　3. 独立した標本集団の比較

に分けて説明する。

母集団と標本集団との比較

　母集団と標本集団とを比較する場合、尺度がスケール（間隔尺度あるいは比率尺度）である場合は、平均の比較（母集団の平均と標本の平均）をすることになる。

　例えば、14歳児の身長の全国平均（母平均）とA中学校14歳児の身長の平均（標本平均）とを比べる場合などである。比較を行う場合、データが正規分布しているのかどうか、また、正規分布をしているとしても、母標準偏差SDがわかっているのかどうか、などにより手法が異なる。この手法のフローチャートを次に示す。

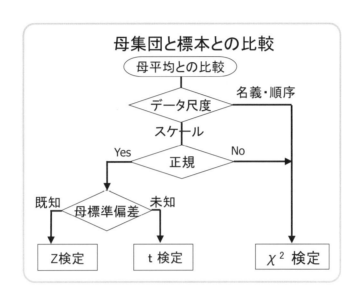

データが正規分布しているか、正規分布していないのかで、検定手法が変わってくる。そこで、データが正規分布しているかどうかを判定する必要がある。

簡易な方法として、正規確率紙を用いる方法がある。その方法はまず得られたデータを基に度数分布表を作成する。それをもとに累積相対度数を計算し、正規確率紙上に横軸に階級、縦軸に累積相対度数をプロットして、各点を線で結ぶ。この線がほぼ直線になった場合、正規分布に近いとみなす。

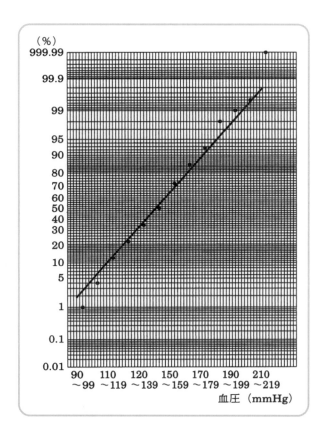

正規分布をするかどうかの判定は、

・歪度によるダゴスティーノ検定

・尖度によるダゴスティーノ検定

・歪度と尖度によるオムニバス検定

・コルモゴロフ＝スミルノフ検定

・シャピロ＝ウィルク検定

などがあるが、現在は、統計ソフトによって、容易に判定できる。

統計ソフトでの「正規性の検定」の判断手順は

①帰無仮説：データは正規分布する

②統計ソフトで有意確率 p を計算する

③有意確率 P の判断：$p < 0.05$ のとき　正規分布しない

$p \geqq 0.05$ のとき　正規分布する

と解釈する。

2 正規分布するデータで、母標準偏差 SD が既知の場合：Z－検定

母集団の平均（母平均）と母標準偏差 SD がすでに分かっており、標本集団のデータが正規分布をする場合には、次の式を用いて差があるか否かを検定する。

$$Z = \frac{(\bar{x} - \mu)}{\frac{\sigma}{\sqrt{n}}} \qquad A = |Z|$$

μ：母平均、$\bar{x}$：標本平均、σ：母標準偏差、n：標本のデータ数

帰無仮説：標本平均（$\bar{x}$）は母平均（μ）と等しい（$Z=0$）。

帰無仮説が成立すると $Z=0$（$A=0$）となる。データのばらつきにより Z が 0 でないこともあるが、Z は正規分布をするので、Z が 0 から離れるに従いその有意確率は大きく下がってくる。ここで統計的判断は次のようになる。

A の範囲	1.96 未満	1.96～2.58 未満	2.58～3.30 未満	3.30 以上
統計的判断	有意差なし	有意差あり	有意差あり	有意差あり
表　記	NS	$p<0.05$	$p<0.01$	$p<0.001$

NS：Not Significant

具体例をあげながら検定手順を説明する。

ある年齢における一般女子（母集団）の血清コレステロールの平均値は 165 mg/dL、標準偏差は 25 mg/dL であったとする。A 工場の同年齢の女子従業員 30 名の平均値は 196 mg/dL、標準偏差は 25 mg/dL であったとして、A 工場の同年齢の女子従業員の平均値は一般女子の平均値より大きいといえるかを検定する。

帰無仮説：A工場の女子従業員の平均値は一般女子の平均値と変わらない。

上記の値を式に代入して、

$$Z = \frac{(196 - 165)}{\frac{25}{\sqrt{30}}} = \frac{31}{4.564} = 6.792 \qquad A = |Z| = 6.792 > 3.30$$

よって、帰無仮説は棄却され、危険率 0.1％（$p < 0.001$）で「A工場の女子従業員の平均値は一般女子の平均値より大きい」と判断できる。

統計ソフトでの「Z−検定」の判断手順は
　　①帰無仮説：標本平均は母平均と等しい
　　②統計ソフトで　z 値と有意確率 p を計算する
　　③有意確率 p の判断：$p < 0.05$ のとき　帰無仮説は棄却・有意差あり
　　　　　　　　　　　　　　$p \geqq 0.05$ のとき　帰無仮説は採択・有意差なし

3 正規分布するデータで、母標準偏差 SD が未知の場合：1 サンプルの t − 検定

　母集団の平均のみがすでに分かっており、母標準偏差が未知の場合で標本集団のデータが正規分布する場合には、次の式を用いて検定を行なう。

$$t = \frac{(\bar{x} - \mu)}{\frac{s^*}{\sqrt{n}}}$$

μ：母平均、$\bar{x}$：標本平均、s^*：不偏標準偏差、ϕ：自由度 $n-1$、n：標本のデータ数

> 　標本から母集団を推定する時の、偏りのないばらつきを不偏標準偏差という。自由度 $n-1$ で割る。
>
> 不偏標準偏差 $s^* = \sqrt{\dfrac{\sum 偏差^2}{n-1}} = \sqrt{\dfrac{\sum (x_1 - \bar{x})^2}{n-1}}$

　具体例をあげながら検定手順を説明する。

　ある年齢層における一般男性労働者の HbA1c（ヘモグロビン A1c）の平均値は 5.6％ であり（母集団）、B 工場の同年齢層の男性労働者 20 名の HbA1c の平均値は 5.9％、不偏標準偏差が 1.2％ であった時、B 工場の男性労働者の HbA1c は一般男性の平均値より高いといえるかを検定する。

　帰無仮説：B 工場の男性労働者の HbA1c の平均値は一般男子の平均値と同じ（$t=0$）。
　上記の値を式に代入して、

$$t = \frac{(5.9 - 5.6)}{\frac{1.2}{\sqrt{20}}} = \quad 1.118 \qquad 自由度：\phi = 20 - 1 = 19$$

　t − 分布表から自由度 19、有意水準 2.5％（有意水準 5％ の両側検定を行うため 2.5％ の値）を参照すると　$t(19, 0.025) = 2.09$　である。

> 　「自由度 19、危険率 2.5％ の t 値」の表記　　　$t(19, 0.025)$

　$t = 1.118 < t(19, 0.025) = 2.09$ であるため、帰無仮説は棄却できない。すなわち B 工場の男性労働者の HbA1c 平均値と一般男性の平均値には違いがあるとはいえない。

解釈例を図で示すと、以下のようになる。

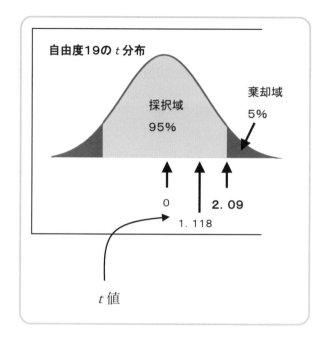

t 分布については、p.79 参照。

t 分布表（両側）

自由度	有意確率 P		
	0.1	0.05	0.01
1	6.31	12.71	63.66
2	2.92	4.30	9.92
3	2.35	3.18	5.84
4	2.13	2.78	4.60
5	2.02	2.57	4.03
6	1.94	2.45	3.71
7	1.89	2.36	3.50
8	1.86	2.31	3.36
9	1.83	2.26	3.25
10	1.81	2.23	3.17
11	1.80	2.20	3.11
12	1.78	2.18	3.05
13	1.77	2.16	3.01
14	1.76	2.14	2.98
15	1.75	2.13	2.95
16	1.75	2.12	2.92
17	1.74	2.11	2.90
18	1.73	2.10	2.88
19	1.73	**2.09**	2.86
20	1.72	2.09	2.85

…

統計ソフトでの「1 サンプルの t 検定」の判断手順は

 ①帰無仮説：標本平均は母平均と等しい

 ②統計ソフトで t 値と有意確率 p を計算する

 ③有意確率 p の判断：$p < 0.05$ のとき　帰無仮説は棄却・有意差あり

       $p \geq 0.05$ のとき　帰無仮説は採択・有意差なし

4 正規分布を仮定できない場合（名義尺度）：χ^2 検定（1 試料検定）

データが名義尺度で、母集団の比率と標本の比率との差を比較する場合には、χ^2 検定を用いる。例えば、全国的に見た場合の高齢者の占める比率（母比率）と A 市の高齢者の占める比率（標本比率）とを比べようとする場合などである。

χ^2 検定により、観測値と理論値との比較を行なう。例えば陽性の比率に関して母集団の比率と標本の比率とを比較しようとする場合、次のような 2×2 分割表を作成し、χ^2 検定により観測値と理論値との比較を行なう。

	陰性	陽性
標本データ数	n	p
母集団データ数	N	P

（参考）　母集団で、陽性比率（％）のみが分かっているときは P と N を次のように計算する。

　　P ＝陽性比率×0.01×n

　　N ＝（100－陽性比率）×0.01×n

χ^2 値を、次式で求める。

$$\chi^2 = \frac{(n-N)^2}{N} + \frac{(p-P)^2}{P} \qquad 自由度＝1$$

具体例をあげながら検定手順を説明する。

全国調査では在胎日が 280 日を越える出産の割合は 12.5％であり、今回初産 40 例について調べると 13 例が 280 日を超えていた。全国調査の結果（母集団）と今回の調査結果（標本集団）との間に統計学的に差があると判断できるか、を検定する。

帰無仮説：在胎日が280日を超える出産の割合は、全国調査の結果と今回の初産の調査結果とで同じである（$\chi^2 = 0$）。

$$p = 13 \qquad\qquad n = 40 - 13 = 27$$
$$P = 40 \times 0.125 = 5 \qquad N = 40 \times (1 - 0.125) = 35$$

これらを式に代入すると $\chi^2 = 14.629$ となる。

　χ^2 分布表から自由度1、危険率5%の $\chi_1^2 (0.05) = 3.84$ なので、$\chi^2 = 14.629 > \chi_1^2 (0.05)$ となり、全国調査の結果と今回の調査結果との間に統計学的に有意な差があると判断できる。また、観測度数と期待度数とを比較すると、今回の結果の方が、在胎日が280日を超える出産の割合が明らかに多いことになる。

> 「自由度1、危険率5%の χ^2 値」の表記　$\chi_1^2 (0.05)$

　χ^2 分布と χ^2 分布表については、p.133 参照。

> 統計ソフトでの「χ^2 検定（1試料検定）」の判断手順は
> 　①帰無仮説：標本比率は母比率と等しい
> 　②統計ソフトで、χ^2 値と有意確率 p を計算する
> 　③有意確率 p の判断：$p < 0.05$ のとき　帰無仮説は棄却・有意差あり
> 　　　　　　　　　　　　$p \geqq 0.05$ のとき　帰無仮説は採択・有意差なし

研究例（母平均と標本平均の比較　1サンプルのt検定）

「A小学校1年生男子の平均身長（標本平均）」と
「全国の小学1年生男子の平均身長の（母平均）」との比較

方法

　令和2年度の学校保健統計によると、全国の小学1年生男子の平均身長は118.4 cmである（母集団）。

　A地区の小学校の1年男子児童、81名の身長を測定したところ平均身長は124.1 cm、不偏標準偏差が7.3 cmであった。（標本集団）A地区の小学校の男子児童の平均身長は、全国の同学年男子の平均値より高いといえるかを検討した。

検定の手順

帰無仮説：A地区の小学校の1年男子児童の平均身長は、同学年の男子の全国平均と同じ（$t=0$）。

検定方法：母平均と標本平均の比較　1サンプルのt検定

t値の計算：

$$t = \frac{(124.1 - 118.4)}{\frac{7.3}{\sqrt{81}}} = 7.027$$

自由度：$\phi = 81 - 1 = 80$

結果

　t−分布表から自由度80、有意水準5%（有意水準5%の片側検定を行うため5%の値）を参照すると　$t(80, 0.05) = 1.66$　である。

　$t = 7.027 > t(80, 0.05) = 1.66$ であるため、帰無仮説は棄却される。

　よってA地区の小学校の1年男子児童の平均身長は、全国の同学年の男子平均値より高いといえる。

C 章末問題

問題 5−1

次の検定をする場合、母集団と標本集団の検定には○、そうでない検定には×をつけなさい。

① A 小学校の体力テスト（50 m 走）の平均値と、全国の小学校の体力テスト（50 m 走）の平均値を比較する。

② ある地域の全世帯の年収と、国民生活基礎調査の全国の世帯の年収を比較する。

③ 世界中で行われている数学コンテストの成績について、アメリカと日本の成績を比較する。

④ ある企業の新入社員の血圧と、その新入社員の入社 3 年後の血圧の平均値を比較する。

問題 5−1 解答

① ○

② ○

③ ×

④ ×

第 6 章

2 群の比較
（対応のある 2 群の比較）

第6章

2群の比較（対応のある2群の比較）

　対応のある2群の比較は、同じ群の経時的変化を調べる場合や同じ群の治療前後のデータを比較する場合などに使われる。例えば、保健指導を経験する前と経験した後との間で、保健指導に対する意識が変化したかどうかを調べたりする場合には、対応のある2群の比較を行なう。

　「対応のある」とは、同一の対象者に対してある介入を行う前と後のデータをペアで測定することをいう。「介入」とは、対象者のある側面を意図的に変化させることをいい、たとえば「薬物を服用させる」、「手術を行う」、「食事指導をする」などである。

　それに対し、**「対応のない」**とは、別集団で測定したデータを比較することである。たとえばA地区とB地区の身長の比較などである。

　たとえ同一の対象者の介入前後のデータであっても、ペアで測定できなかった場合は「対応のない」場合となる。

対応のあるデータ・対応のないデータ　とは

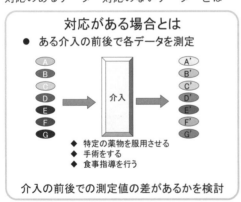

対応がある場合は、データが正規分布をするかしないかによって、次のフローチャートに示すように、検定手法が違ってくる。

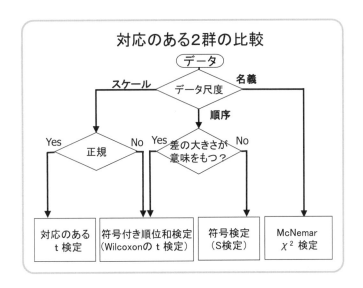

　データがスケール尺度の場合は、そのデータが正規分布をするか、否かを判定する。

　正規分布が仮定できた時、「**対応のある t 検定**」を用いる。

　正規分布が仮定できないとき、または順序尺度で差の大きさが意味を持つ場合「**符号付順位和検定（Wilcoxon の t 検定）**」を行う。

　データが順序尺度で差の大きさが意味を持たない場合「符号検定（S検定）」を行う。

　データが名義尺度の場合は「マクネマー（McNemar）の χ^2 検定」を行うことになる。

同一の集団または個体に対して、ある介入を行なう前後それぞれの観測値について差があるか否かを調査することがある。この差のデータが正規分布している場合には「対応のある t 検定（paired t-test）」を行なう。

t 値を、次式で求める。

$$x_i：処理前の値 \qquad y_i：処理後の値$$
$$d_i：x_i - y_i \qquad \overline{d}：差の平均値 \qquad S_d{}^*：差の不偏標準偏差$$
$$\phi：自由度 \qquad n：差のデータ数 \qquad \phi = n-1 \qquad とする。$$

$$\overline{d} = \sum d_i \div n \qquad S_d{}^* = \sqrt{\frac{\sum (d_i - \overline{d})^2}{n}} - \sqrt{\frac{\sum d_i^2}{n} - \frac{(\sum d_i)^2}{n^2}} \qquad t = \frac{\overline{d}}{\dfrac{S_d{}^*}{\sqrt{n}}}$$

具体例をあげながら検定手順を説明する。

13名の学生の清拭の指導をする前後の成績（100点満点）を得たとする。指導前と指導後の成績に違いがあるかを検定しよう。

①帰無仮説：　差の平均値＝0（$t=0$）。

②検定統計量 t、有意確率 p を計算する。

③結果の判断：

・検定統計量 t で見る場合：t 値 3.28322 ＞ $t(12,\ 0.05) = 2.18$ なので帰無仮説は棄却され、指導前と指導後の平均には5％水準で有意差がある。

> 「自由度12、危険率5％の t 値」の表記　　$t(12,\ 0.05)$

・有意確率 p での判断：$p = 0.00729 < 0.05$ なので帰無仮説は棄却され、指導前と指導後の平均には5％水準で有意差がある。

④結論：指導前と指導後の平均には違いがあるといえ、指導後の成績の平均値のほうが高いので、指導効果があるといえる。

> 統計ソフトでの「対応のある t 検定」の判断手順は
> 　　①帰無仮説：介入の前後で差はない
> 　　②統計ソフトで、t 値と有意確率 P を計算する
> 　　③有意確率 P の判断：$p < 0.05$ のとき　帰無仮説は棄却・有意差あり
> 　　　　　　　　　　　　　$p \geqq 0.05$ のとき　帰無仮説は採択・有意差なし

● t−分布

統計学および確率論において、t−分布（または Student の t 分布）は連続確率分布であり、サンプル数が少ない場合に正規分布となる母集団の平均を推定する問題に使用される。正規分布は母平均 μ と母分散 σ^2 のみで示されたわけだが、一般にこれらの値は知られていない場合が多い。そこで、母平均の代わりに標本平均で代用する。ここでは、この標本平均がどれほど母平均に近いかが問題となるわけである。

この標本平均 $\bar{x}$ はどのような分布を示すのだろうか？

母平均を μ、母分散を σ^2 としたときの、正規分布を示す母集団 $N(\mu, \sigma^2)$ から、n 個の標本データを取り出し、その標本平均を $\bar{x}$ とおくと、

$\bar{x}$ は $N(\mu, \dfrac{\sigma^2}{n})$ の正規分布を示す。

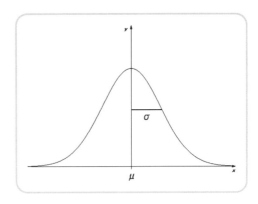

すなわち、$\dfrac{(\bar{x}-\mu)}{\dfrac{\sigma}{\sqrt{n}}}$ は標準正規分布 $N(0, 1)$ を示す。

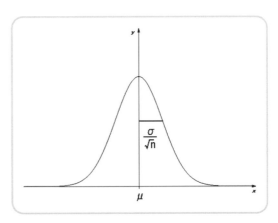

このように、標本平均が正規分布を示すには標本数が非常に多いことが前提となる。

標本数が少ない場合は、一般に前に示すような正規分布を示さない。では、標本数が少ない場合の標本平均はどのように評価すればいいのだろうか。

標本数が少ない場合は、母標準偏差 σ の代わりに、（不偏標準偏差）s^* を用いて、

$$t = \frac{(\bar{x} - \mu)}{\dfrac{s^*}{\sqrt{n}}}$$

> 標本から母集団を推定する時の、偏りのないばらつきを不偏標準偏差という。自由度 $n-1$ で割る。
>
> $$\text{不偏標準偏差 } s^* = \sqrt{\frac{\sum 偏差^2}{n-1}} = \sqrt{\frac{\sum (x_i - \bar{x})^2}{n-1}}$$

とおくと、t は平均 0 の $t=0$ に関して対称な分布になる。

この t 分布は正規分布によく似ていて、標本数 n が無限に大きくなると正規分布に近づくことがわかる。

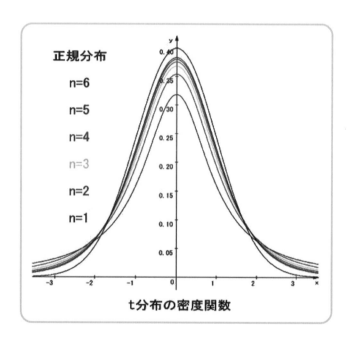

t分布の密度関数

2 正規分布を仮定できない場合（順序尺度） 符号付き順位和検定（ウィルコクソンのt-検定）

対応のある2群の検定において、データの尺度はスケール尺度であるが正規分布が仮定できない場合、または順序尺度で差の大きさが意味を持つ場合は「符号付き順位和検定（ウィルコクソン（Wilcoxon）のt-検定）」を行うことになる。

介入研究を行う場合、介入の効果を調べたい時に介入前と介入後のデータでこの検定を行なう。すなわち、介入によって、介入前後の対になったデータの分布に差があるかどうかを検定する。具体的には、新薬の薬効効果の検定などに使用される。

例として、あるダイエットを行った場合の効果を判定することを考えよう。
ダイエットを行った場合のダイエット前とダイエット後の体重（kg）がペアで測定できたとする。
帰無仮説は、ダイエットの前後で差はない、すなわちダイエットに効果はないとなる。

計算手順を示す。
①個人ごとに対のデータの差（ダイエット前の体重－ダイエット後の体重：$d_i = X_i - Y_i$）を求める。
　前の体重が後の体重より大きければ正の値、後の体重が前の体重より大きければ負の値となる。
②差（d_i）の絶対値をもとめ、n人のデータならば、小さい順に1番〜n番まで番号をつける。
　このとき、差（d_i）が0の対は、番号付けから除外する。また同順位の対には同順位の平均値を付ける。例えば、同じ差$d_i = 7$が3個あって、4番、5番、6番の時は、この平均値の5番を3個の対に共に付ける。
③順位に①の差で得られた正負の符号をつける。
④差（d_i）が正の順位の総和$T1$を求める。$5+7+8+2+6=28$。
　差（d_i）が負の順位の総和$T2$を求め、絶対値を求める。
　$(-1)+(-4)+(-3)=(-8)$ → 絶対値は8。
⑤ $T1$と$T2$の小さいほうを統計量Tとする。

例 ダイエット前後の体重。

前	後	① 差	② |差|	|差|の順位	順位に符合	少ない方
80	74	6	6	5	5	
90	82	8	8	7	7	
66	67	−1	1	1	−1	1
75	65	10	10	8	8	
85	90	−5	5	4	−4	4
75	73	2	2	2	2	
70	63	7	7	6	6	
69	73	−4	4	3	−3	3

⑤ T（合計）＝8

ウィルコクソンの符号付順位和検定の理論を説明する。もし、介入前と介入後の2群の母集団が等しい場合、データの差 d_i は正の数も負の数も同数程度存在し、正の順位の総和 $T1$ と負の順位の総和 $T2$ は同じくらいになる。逆に、2群の母集団が違えば違うほど、$T1$ と $T2$ は離れていき、小さいほうの T はますます小さくなる。すなわち、統計量 T が小さいほど、めったに起こらない現象と考えられる。

1）データ数 n が25以下の場合　$n \leqq 25$

検定結果は、サンプル数が25以下の小データの時は、右表を用いて、統計量 T が有意水準（たとえば5%）の有意点 T_0 より小さい時は、帰無仮説を棄却する。この場合、介入前後には有意差があり介入の効果が認められることになる。

なおウィルコクソンの符号付順位和検定はデータ数 n が、5例以下では検定ができない。

2）データ数 n が25以上の時　$n > 25$

上記のウィルコクソンの符号付順位和検定表：T_0 の有意点には、$n \leqq 50$ までしか記載されていない。データ数 n が50以上の時は、T から作成した統計量 Z が正規分布をすることを用いる。

ウィルコクソンの符号付順位和検定表：T_0 の有意点					
両側検定					
	$p < 0.05$	$p < 0.01$		$p < 0.05$	$p < 0.01$
$n=6$	0		$n=29$	126	100
7	2		30	137	109
8	3	0	31	147	118
9	5	1	32	159	128
10	8	3	33	170	138
11	10	5	34	182	148
12	13	7	35	195	159
13	17	9	36	208	171
14	21	12	37	221	182
15	25	15	38	235	194
16	29	19	39	249	207
17	34	23	40	264	220
18	40	27	41	279	233
19	46	32	42	294	247
20	52	37	43	310	261
21	58	42	44	327	276
22	65	48	45	343	291
23	73	54	46	361	307
24	81	61	47	278	322
25	89	68	48	396	339
26	98	75	49	415	355
27	107	83	50	434	373
28	116	91			

$$Z = \frac{T - \dfrac{n(n+1)}{4}}{\sqrt{\dfrac{n(n+1)(2n+1)}{24}}} \qquad A = |Z|$$

n：対となった例数

ここで、統計的判断は次のようになる。

A の範囲	1.96 未満	1.96〜2.58 未満	2.58〜3.30 未満	3.30 以上
統計的判断	有意差なし	有意差あり	有意差あり	有意差あり
表　記	NS	$p < 0.05$	$p < 0.01$	$p < 0.001$

なお、この方法はデータ数 n が 25 以上の大標本の時から使えるといわれているので、n が 26 〜50 例の場合は、表を用いても、式を用いてもどちらの方法で比較しても良い。

統計ソフトでの「符号付き順位和検定（ウィルコクソンの t-検定）」の判断手順は

　　①帰無仮説：介入の前後で差はない

　　②統計ソフトで、A 値と有意確率 p を計算する

　　③有意確率 p の判断：$p < 0.05$ のとき　帰無仮説は棄却・有意差あり

　　　　　　　　　　　　　$p \geq 0.05$ のとき　帰無仮説は採択・有意差なし

3 順序尺度の場合：符号検定（サイン検定、S 検定）

対応のある 2 群の検定において、データが順序尺度であり、差の大きさが意味を持たない場合には「符号検定（サイン検定、S 検定）」を用いる。

ある介入を行った場合の効果を判定することを考えよう。介入を行った場合の前後のデータがペアで測定できたとする。

帰無仮説は、介入の前後で差はない、すなわち介入に効果はないとなる。

計算手順を示す。
①各ペアについて、よい結果を与えている場合に「＋」、逆の場合を「－」とし、正負の人数を計算する。この時前後が同じ（差が 0）を示すペアは分析から除外する。
②正を示したペアの個数：n^+、負を示したペアの個数：n^- とすると

全ペア数 $N = n^+ + n^-$

前後で差がないとすると、正（＋）と負（－）の符号の出現率は 1/2 になるはずである。正（＋）と負（－）の符号の出る個数で少ないほうの個数を r とすると、r より少ない確率をもとめる。そのためには、$p = 0.5$（正・負の確率）、$n = N$ の 2 項分布を利用する。

$$有意確率\ p = 2\sum_{i=0}^{r} {}_N C_i \left(\frac{1}{2}\right)^N$$

この確率 p が 0.05 あるいは 0.01 より大か、小かで帰無仮説の採択を判断する。

1）データ数 n が 25 以下の場合　$n \leqq 25$

例として、A～H の 8 人の学生の昨年の成績（5 段階）と今年の成績を比較した。今年は昨年より成績が向上したといえるだろうか。

学生	昨年	今年	差	符号
A	3	4	1	＋
B	4	5	1	＋
C	2	4	2	＋
D	3	4	1	＋
E	4	3	−1	－
F	3	5	2	＋
G	4	5	1	＋
H	2	3	1	＋

帰無仮説：今年と昨年の成績は変わらない。

8人中、符号正（＋）は7人、符号負（－）は1人である。

8人中、符号負（－）が1人以下となる確率は、

$$p = {}_8C_1\left(\frac{1}{2}\right)^7\left(\frac{1}{2}\right) + {}_8C_0\left(\frac{1}{2}\right)^8 = 0.031 + 0.004 = 0.035$$

ここで計算した 0.035 は片側確率である。片側検定ならば 0.035 ＜ 0.05 なので帰無仮説を棄却して、成績はよくなったと判定できる。しかし両側検定ではその確率は 0.035×2 ＝ 0.07 で、0.07 ＞ 0.05 であるから帰無仮説は棄却できない。

もう1つの方法に、「r の有意点」を用いる方法がある。例えば、$n = 8$ のとき危険率5%で検定するなら、表には「0－8」と記載されているので、符号の少ないほうが0で多いほうが8ならば有意差があることを示す。

上記の例では正（＋）が7で負（－）が1なので、危険率5%で、帰無仮説は棄却できない。

符号検定表：r の有意点			（両側確率）		
	p＜0.05	p＜0.01		p＜0.05	p＜0.01
n＝6	0 － 6		n＝31	9 － 22	7 － 24
7	0 － 7		32	9 － 23	8 － 24
8	0 － 8	0 － 8	33	10 － 23	8 － 25
9	1 － 8	0 － 9	34	10 － 24	9 － 25
10	1 － 9	0 － 10	35	11 － 24	9 － 26
11	1 － 10	0 － 11	36	11 － 25	9 － 27
12	2 － 10	1 － 11	37	12 － 25	10 － 27
13	2 － 11	1 － 12	38	12 － 26	10 － 28
14	2 － 12	1 － 13	39	12 － 27	11 － 28
15	3 － 12	2 － 13	40	13 － 27	11 － 29
16	3 － 13	2 － 14	41	13 － 28	11 － 30
17	4 － 13	2 － 15	42	14 － 29	12 － 30
18	4 － 14	3 － 15	43	14 － 29	12 － 31
19	4 － 15	3 － 16	44	15 － 29	13 － 31
20	5 － 15	3 － 17	45	15 － 30	13 － 32
21	5 － 16	4 － 17	46	15 － 31	13 － 33
22	5 － 17	4 － 18	47	16 － 31	14 － 33
23	6 － 17	4 － 19	48	16 － 32	14 － 34
24	6 － 18	5 － 19	49	17 － 32	15 － 34
25	7 － 18	5 － 20	50	17 － 33	15 － 35
26	7 － 19	6 － 20			
27	7 － 20	6 － 21			
28	8 － 20	6 － 22			
29	8 － 21	7 － 22			
30	9 － 21	7 － 23			

2）データ数 n が 25 以上の時　$n > 25$

r は近似的に次の正規分布をすることを利用する。

ここで、r 値の理論分布はもともと離散量分布（階段状分布）をするので、連続量分布（ここでは正規分布）への近似をよくするため、$r < \frac{n}{2}$ のときは r に 0.5 を加え、$r > \frac{n}{2}$ のときは r から 0.5 を引いて Z とその絶対値 A を求める。これを連続修正という。

$$Z = \frac{r \pm 0.5 - \mu_r}{\sigma_r} = \frac{(r \pm 0.5) - \dfrac{n}{2}}{\sqrt{\dfrac{n}{2}}} \qquad A = |Z| \qquad \text{平均値 } \mu_r = \frac{n}{2} \qquad \text{標準偏差 } \sigma_r = \sqrt{\frac{n}{2}}$$

A の範囲	1.96 未満	1.96〜2.58 未満	2.58〜3.30 未満	3.30 以上
統計的判断	有意差なし	有意差あり	有意差あり	有意差あり
表　記	NS	$p < 0.05$	$p < 0.01$	$p < 0.001$

で判断すればよいことになる。

統計ソフトでの「符号検定（サイン検定、S 検定）」の判断手順は

①帰無仮説：介入の前後で差はない

②統計ソフトで、A 値と有意確率 p を計算する

③有意確率 p の判断：$p < 0.05$ のとき　帰無仮説は棄却・有意差あり

$p \geq 0.05$ のとき　帰無仮説は採択・有意差なし

4 マクネマー（McNemar）の χ^2 検定

対応のある2群の検定において、名義尺度の場合には「マクネマー（McNemar）の χ^2 検定」が使用される。

同じ対象者で、授業、治療、訓練などの前後での変化を確かめる時に使う。

例えば、ある授業で正しい知識をもっている場合は「＋」とし、持っていない場合は「－」とする。

学生	A	B	C	D	E	F	G	H	I	J	K	L	M	N	O	P	Q	R
授業前	－	－	－	＋	－	＋	－	－	＋	－	－	－	＋	＋	－	＋	＋	－
授業後	－	＋	－	＋	＋	＋	＋	－	＋	＋	－	－	－	＋	＋	＋	＋	＋

これを整理すると

		授業前	
		－	＋
授業後	－	6人	1人
	＋	5人	6人

		授業前	
		－	＋
授業後	－	a	b
	＋	c	d

帰無仮説は、授業の前後で差はない、となる。

マクネマー（McNemar）検定は、次の式で χ^2 値を求める。

$$\chi^2 = \frac{(|b-c|-1)^2}{b+c}$$

－1は Yates の連続修正だが省略してもかまわない。

自由度1の χ^2 分布から χ^2 値を求める。危険率0.05の時の χ^2 値は3.84（危険率0.01の時の χ^2 値は6.63）なので、危険率0.05の時、計算結果の値が3.84より大きければ、帰無仮説は棄却できる。

例題を解くと、χ^2 値＝1.5＜3.84なので、帰無仮説は棄却できない。

統計ソフトでの「マクネマー（McNemar）の χ^2 検定」の判断手順は
　①帰無仮説：介入の前後で変化はない
　②統計ソフトで、χ^2 値と有意確率 p を計算する
　③有意確率 p の判断：$p<0.05$ のとき　帰無仮説は棄却・有意差あり
　　　　　　　　　　　　$p\geqq0.05$ のとき　帰無仮説は採択・有意差なし

●パラメトリック検定とノンパラメトリック検定とは

パラメトリック検定

母集団の特性を規定する母数について、分布を規定してある仮説を設けるもので、平均値の差の検定（t 検定と略称されることが多い）や分散分析（F 検定と略称されることがある）などがこれに該当する。これらの検定手法では、母集団の正規性や等分散性が仮定される。

ノンパラメトリックな手法

母集団の分布型（母数）について一切の仮定を設けない。そのため、分布によらない手法と呼ばれることもある。特に標本サイズが小さい場合には、それから求められた統計量の分布型は不正確なことが多く、パラメトリック検定を適用すると不適切になりやすい。しかし、ノンパラメトリックな手法は常に適用可能である。

対応のある 2 群の比較の場合の、ウィルコクソンの符号付順位和検定・符号検定・マクネマー（McNemar）の χ^2 検定、などはノンパラメトリックな検定である。

研究例（対応のある 2 群の比較　t 検定）

「特定保健指導前後の総コレステロール値の比較」

方法

　2020 年度に特定健康診査を受けた男性 101 名の総コレステロールの値と同じ被験者の 1 年後（2021 年）の総コレステロールの値がある。

　この 1 年間の間に被験者は特定保健指導を受けていた。この特定保健指導は効果があったか否かを検討した。

　各被験者の特定保健指導前後の総コレステロール値の傾向をグラフで見てみる。

各被験者の特定保健指導前後の比較

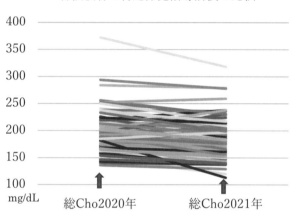

検定の手順

帰無仮説：各被験者の 2020 年と 2021 年の総コレステロールの差の平均値＝ 0　（t ＝ 0）。

検定方法：対応のある t 検定

有意確率 p：0.000007

結果

　有意確率 p＝0.0007 ＜ 0.05 なので帰無仮説は棄却され、特定保健指導前と特定保健指導後の平均には 5％水準で有意差がある。2020 年の平均値は 196.5、2021 年の平均値は 187.2 mg/dL であった。

　よって特定保健指導前と指導後の平均には違いがあるといえ、指導後の総コレステロールの平均値のほうが低くなっているので、この特定保健指導の効果があるといえる。

C 章末問題

問 題
6−1

次の検定をする場合、対応のある検定には○、そうでない検定には×をつけなさい。

①血圧を下げる薬のテストを行う。被験者150人に対して薬の投与前と投与後の血圧を測定した。薬の投与によって血圧は下がったと言えるかどうかを検定したい。

②成人看護実習を行う前と行った後の成人看護に関する知識を調べて、実習の効果を判定したい。

③国家試験対策における全国統一模擬試験の成績について、A大学とB大学の学生の成績を比較したい。

④保健指導の前後で、地域住民の血圧を調べ、保健指導の是非を評価したい。

問題6−1
解 答

① ○

② ○

③ ×

④ ○

第 7 章

2 群の比較
（独立した 2 群の比較）

第7章

2群の比較（独立した2群の比較）

　対応のない場合（独立した2群）とは、例えば男性と女性・患者と正常者・アメリカ人と日本人のように、異なる集団の比較をすることである。

　2群の標本の平均値の差を検定する場合などでは、両群のデータが正規分布しているかどうかや、母分散（母標準偏差）が既知か未知かなどにより、次のフローチャートに示すように、手法が異なってくる。

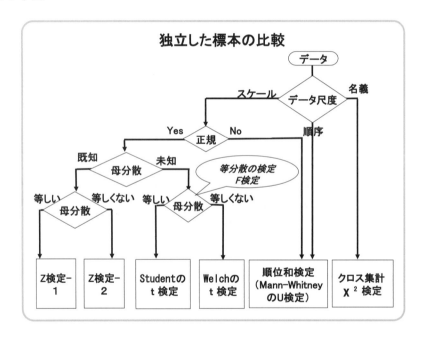

　データがスケール尺度の場合は、そのデータが正規分布をするか、否かを判定する。

　正規分布が仮定できた時、次に母集団のばらつき（母分散または母標準偏差）が既知の場合で、母分散が等しいときは「Z検定-1」を、母分散が等しくないときは「Z検定-2」を用いる。

　母集団のばらつきが未知の場合は、等分散性の検定の「F検定」を行って、母分散が等しいときは「Studentのt検定」を、母分散が等しくないときは「Welchのt検定」を行う。

　データがスケール尺度で正規分布が仮定できないとき、または順序尺度の場合「順位和検定（Mann-WhitneyのU検定）」を行う。

データが名義尺度の場合はクロス集計を行った後「χ^2検定」を行うことになる。χ^2検定については第9章を参照。

1 母分散（母標準偏差）が既知で等しい場合：Z検定－1

2群の母集団が同じで、その母標準偏差SDが分かっている場合に次の式を用いて両者の平均値の差を検定する。

σ：母標準偏差SD、
$\overline{x}$：集団1の平均値　　　　n_x：集団1のデータ数
$\overline{y}$：集団2の平均値　　　　n_y：集団2のデータ数　　　　とする。

$$Z = \frac{(\overline{x} - \overline{y})}{\dfrac{\sigma}{\sqrt{\dfrac{n_x n_y}{n_x + n_y}}}} \qquad A = |Z|$$

帰無仮説：平均値は等しい（$Z = 0$）。

Zは正規分布をするので、判定はZの絶対値をAとすると、

Aの範囲	1.96 未満	1.96～2.58 未満	2.58～3.30 未満	3.30 以上
統計的判断	有意差なし	有意差あり	有意差あり	有意差あり
表　記	NS	$p < 0.05$	$p < 0.01$	$p < 0.001$

で判断すればよいことになる。

2 母分散（母標準偏差）が既知であるが等しくない場合：Z 検定−2

2群の母集団が異なっており、その母標準偏差 SD がそれぞれ分かっている場合に次の式を用いて両者の平均値の差を検定する。

σ_x：集団 1 が属する母標準偏差 SD　　σ_y：集団 2 が属する母標準偏差 SD

$\bar{x}$：集団 1 の平均値　　　　　　　　　n_x：集団 1 のデータ数

$\bar{y}$：集団 2 の平均値　　　　　　　　　n_y：集団 2 のデータ数　　　とする。

$$Z = \frac{(\bar{x} - \bar{y})}{\sqrt{\dfrac{\sigma_x^2}{n_x} + \dfrac{\sigma_y^2}{n_y}}} \qquad A = |Z|$$

帰無仮説：平均値は等しい（$Z = 0$）。

Z は正規分布をするので、判定は Z の絶対値を A とすると、

A の範囲	1.96 未満	1.96〜2.58 未満	2.58〜3.30 未満	3.30 以上
統計的判断	有意差なし	有意差あり	有意差あり	有意差あり
表　記	NS	$p < 0.05$	$p < 0.01$	$p < 0.001$

で判断すればよいことになる。

3 等分散性の検定（F 検定）

「等分散性がある」とは、2 群のデータの母集団の**ばらつき**（母分散または母標準偏差）**が等しい**ことをいう。

　2 群のデータの母集団の平均値の差の検定をする場合、等分散性があるかないかで検定方法が変わる。この等分散性があるかないかを判断する検定が F 検定である。

　F 検定後、2 群のデータの母集団の平均値に有意差があるかどうかの検定は、Student の t 検定または Welch の t 検定のどちらかを行う。Student の t 検定は、データの母集団が「正規分布であり、等分散性あり」のときの検定方法である。Welch の t 検定は、データの母集団が「正規分布であり、等分散性なし」のときの検定方法である。等分散性ありと判明した場合は、Student の t 検定の方が、検出力が高いので、区別して使用する。

1）F 検定

　F 検定の帰無仮説は「2 群のデータの母集団は等分散性がある（2 群のデータの母集団のばらつきは等しい）」で、対立仮説は「2 群のデータの母集団は等分散性がない」である。なぜなら、同一母集団のデータは当然同じ分散であり「等分散性がある」が普通に起こる方だからである。

　計算手順を示す。
　正規分布をする 2 つの母集団から、2 群の集団（A 集団と B 集団）データ数 n_A 個と n_B 個を選び出したときに、2 つの分散のズレが出現する確率分布が F 分布をすることを利用する。

n_A：集団 1 のデータ数　　　　$V_A{}^*$：集団 1 の不偏分散

n_B：集団 2 のデータ数　　　　$V_B{}^*$：集団 2 の不偏分散　　　　とすると

$$F = \frac{V_A{}^*}{V_B{}^*} \text{（不偏分散比）} \qquad \text{自由度：} n_1 = n_A - 1, \qquad n_2 = n_B - 1$$

　ここで計算された F を不偏分散比という。F の値は、必ず $F > 1$ となるように、大きい不偏分散の方を分子にする。これは F 分布表が $F > 1$ に対して作ってあるためである。この統計量 F は、自由度 n_1 と n_2 の F 分布に従う。すなわち、F 分布は 2 群のデータに対応して 2 つの自由度を持っている。

　判定は、計算された F（不偏分散比）の値と F 分布表の値を比べ、F の値が F 分布表の値より小さいときは帰無仮説が採択され「等分散性あり」と判定し、逆に、F（不偏分散比）の値が F 分布表の値より大きいときは帰無仮説が棄却され「等分散性なし」と判定する。

　一般には F の値とその有意確率は、統計ソフトで計算される。

統計ソフトでの「F 検定」の判断手順は

　　①帰無仮説：2 群のデータの母集団は等分散性がある（ばらつきが同じ）

　　②統計ソフトで、F 値と有意確率 p を計算する

　　③有意確率 p の判断：$p < 0.05$ のとき　帰無仮説は棄却・等分散性なし

　　　　　　　　　　　　　　$p \geqq 0.05$ のとき　帰無仮説は採択・等分散性あり

　その後、2 群のデータの母集団の平均値に有意差があるかどうかを検定するが、等分散性あり
のとき Student の t 検定を行い、等分散性なしのときは Welch の t 検定を行う。

● F分布 (F−distribution)

F分布とは、統計学および確率論で用いられる連続確率分布で、スネデカーのF分布（Snedecor's F distribution）、またはフィッシャー・スネデカー分布（Fisher-Snedecor distribution）ともいわれる。

正規分布をする2つの母集団から、データ数（n_A個、n_B個）の標本データを取り出し、不偏分散比Fを計算（前述）する。これを何回も繰り返すと、多数の不偏分散比が得られ、これを用いて度数分布表を作成して図を描くとF分布曲線が得られる。

F分布は、自由度：$n_1 = n_A - 1$、$n_2 = n_B - 1$によって形が変化する。逆にいうと、自由度n_1、n_2が決定すると分布の形が決定する。

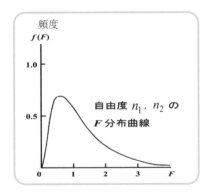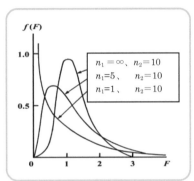

F検定では、計算された不偏分散比Fが、F分布から求められたF_0より大きい場合は、「等分散性なし」と結論する。

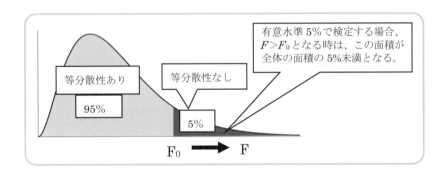

4 Student の t 検定

Student の t 検定は、データがスケール尺度であり、正規分布が仮定でき、母標準偏差が未知で、等分散性がある場合に行う。

例として、男性と女性の赤血球数（RBC：万/mm³）を調べて、男性と女性では赤血球数に差があるかを検定する。

Student の t 検定の考え方は、2群のデータの平均値の差が偶然では滅多に起こらないことを検定によって示すことにある。ところが、赤血球数の男女間の検定といっても個人差が大きいのが普通である。男女の違いは個人差の範囲を大きく超えなければならない。

計算手順を示す。

次式で求めた統計量 t は、2群の平均値の差が2群の合成された標準偏差よりどれくらい大きいかを示している。この統計量 t が、正に（または負の方向に）大きい時、2群のデータには差があることを意味する。

$\bar{x}$：集団1の平均値　　　n_A：集団1のデータ数　　　$V_A{}^*$：集団1の不偏分散

$\bar{y}$：集団2の平均値　　　n_B：集団2のデータ数　　　$V_B{}^*$：集団2の不偏分散

$V_C{}^*$：共通の不偏分散

とすると

$$V_A{}^* = \frac{\sum (x_i - \bar{x})^2}{n_A - 1} \qquad V_B{}^* = \frac{\sum (y_i - \bar{y})^2}{n_B - 1} \qquad V_C{}^* = \frac{(n_A - 1) V_A{}^* + (n_B - 1) V_B{}^*}{n_A + n_B - 2}$$

$$\text{Student の } t = \frac{(\bar{x} - \bar{y})}{\sqrt{\dfrac{V_C{}^*}{\sqrt{\dfrac{n_A n_B}{n_A + n_B}}}}} \qquad\qquad \text{自由度}：\phi = n_A + n_B - 2$$

統計量 t 値は、その分布が自由度：$\phi = n_A + n_B - 2$ の t 分布することを利用する。

計算された t の値と t 分布表の値を比べ、t の値が t 分布表の値より大きいときは、

帰無仮説「2つの平均値の間に差がない」が棄却され「2つの平均値の間に差がある」と判定する。逆に、t の値が t 分布表の値より小さいときは帰無仮説が採択され「2つの平均値の間に差があるとはいえない」と判定する。

一般には t の値とその有意確率 p は統計ソフトで計算される

統計ソフトでの「Student の t 検定」の判断手順は

　　①帰無仮説：2 つの平均値の間に差がない

　　②統計ソフトで t 値と有意確率 p を計算する

　　③有意確率 p の判断：$p < 0.05$ のとき　帰無仮説は棄却・有意差あり

　　　　　　　　　　　　　$p \geqq 0.05$ のとき　帰無仮説は採択・有意差なし

5 Welchのt検定

　Welchのt検定は、データがスケール尺度であり、正規分布が仮定でき、母標準偏差が未知で、等分散性がない場合に行う。Welchのt検定の統計量 t はStudentの t と同様に平均値の差を、合成された不偏分散で割ったものである。しかし等分散性がないので、2群の合成された分散の計算の仕方が異なる。また自由度も合成された値となる。

　計算手順を示す。
　統計量 t 値を、次式で求め、その分布が t 分布することを利用する。

$\bar{x}$：集団1の平均値　　　n_A：集団1のデータ数　　　$V_A{}^*$：集団1の不偏分散

$\bar{y}$：集団2の平均値　　　n_B：集団2のデータ数　　　$V_B{}^*$：集団2の不偏分散

とすると

$$V_A{}^* = \frac{\sum (x_i - \bar{x})^2}{n_A - 1} \qquad V_B{}^* = \frac{\sum (y_i - \bar{y})^2}{n_B - 1}$$

$$\text{Welch の } t = \frac{(\bar{x} - \bar{y})}{\sqrt{\dfrac{V_A{}^*}{n_A} + \dfrac{V_B{}^*}{n_B}}}$$

であらわされ、$c = \dfrac{\dfrac{V_A{}^*}{n_A}}{\dfrac{V_A{}^*}{n_A} + \dfrac{V_B{}^*}{n_B}}$ とすると、自由度：$\phi = \dfrac{1}{\dfrac{c^2}{n_A - 1} + \dfrac{(1-c)^2}{n_B - 1}}$

のt分布する

　計算された t の値と t 分布表の値を比べ、t の値が t 分布表の値より大きいときは、帰無仮説「2つの平均値の間に差がない」が棄却され「2つの平均値の間に差がある」と判定する。逆に、t の値が t 分布表の値より小さいときは帰無仮説が採択され「2つの平均値の間に差があるとはいえない」と判定する。

　一般には t の値とその有意確率 p は統計ソフトで計算される。

統計ソフトでの「Welchのt検定」の判断手順は
　①帰無仮説：2つの平均値の間に差がない
　②統計ソフトで t 値と有意確率 p を計算する
　③有意確率 p の判断：$p < 0.05$ のとき　帰無仮説は棄却・有意差あり
　　　　　　　　　　　　$p \geq 0.05$ のとき　帰無仮説は採択・有意差なし

6 順位和検定（Mann-Whitney の U 検定）

データの尺度が順序尺度の場合、あるいはスケール尺度であっても正規分布が仮定できない場合は、順位和検定（Mann-Whitney の U 検定）を用いる。この場合は正規分布が仮定できず平均値は意味を持たないため、データの順序・順位を用いて検定する。

計算手順を示す。

2群のデータについて小さい順に順位（番号）を付け、各群に付けた順位を合計する。これを順位和という。一方の m 個の標本データの順位の和を R_1、他方の n 個の標本の順位の和を R_2 としたとき

$$U_1 = mn + \frac{m(m+1)}{2} - R_1 \qquad U_2 = mn + \frac{n(n+1)}{2} - R_2$$

2群の母集団が同じなら、一方の標本群と他方の標本群の順位の和 R_1 と R_2 がほぼ同じくらいになり、U_1 と U_2 は同じくらいの大きさになる。一方、2群の母集団が異なっていたなら、R_1 と R_2 の順位の和が違うほど差が大きくなり、U_1 と U_2 のどちらかが大きくなる。U_1 と U_2 の小さいほうを U 統計量とすると、この U が小さいほど、めったに起こらない事象といえる。

1）小標本データ（$m \leqq 20$　かつ　$n \leqq 20$ の場合）の具体例

小さい方の標本のデータ数が 20 未満の場合、Mann-Whitney の U 検定表の有意点を用いて判定する。

患者群		正常群	
測定値	順位	測定値	順位
18	9	12	7
13	8	10	5.5
10	5.5	7	2
8	3.5	6	1
8	3.5		
順位和	29.5	順位和	15.5

例として患者群（5名）と正常群（4名）の血清中のある酵素を測定した。患者群は正常群よりある酵素の値が高いと言えるであろうか。

帰無仮説：両群間に差はない。

この表で一番小さい値は正常群の「6」で、順位は1位になる。「7」は第2位、3位と4位は同じ「8」なので、3位と4位の平均順位の3.5位をつける。以下同様に9番目までの順位がつく。

U_1 は計算式から14.5、U_2 は5.5になるので、U は5.5となる。U 検定表で $m = 5$、$n = 4$ の U の値は「1」なので、5.5 ＞ 1 から、帰無仮説は採択され、両群間に差があるとはいえない。

データ数	m=4	5	6	7	8	9	10	11	12	13	14	15	16	17	18	19	20
n=1	–	–	–	–	–	–	–	–	–	–	–	–	–	–	–	–	–
2	–	–	–	–	0	0	0	0	1	1	1	1	1	2	2	2	2
3	–	0	1	1	2	2	3	3	4	4	5	5	6	6	7	7	8
4	0	1	2	3	4	4	5	6	7	8	9	10	11	11	12	13	13
5		2	3	5	6	7	8	9	11	12	13	14	15	17	18	19	20
6			5	6	8	10	11	13	14	16	17	19	21	22	24	25	27
7				8	10	12	14	16	18	20	22	24	26	28	30	32	34
8					13	15	17	19	22	24	26	29	31	34	36	38	41
9						17	20	23	26	28	31	34	37	39	42	45	48
10							23	26	29	33	36	39	42	45	48	52	55
11								30	33	37	40	44	47	51	55	58	62
12									37	41	45	49	53	57	61	65	69
13										45	50	54	59	63	67	72	76
14											55	59	64	67	74	78	83
15												64	70	75	80	85	90
16													75	81	86	92	98
17														87	93	99	105
18															99	106	112
19																113	119
20																	127

Mann-WhitneyのU検定表　両側確率　p＜0.05

2)　小さい方の標本のデータ数　$n > 20$ の場合

$$U \text{ の平均値} \quad \mu_U = \frac{mn}{2} \qquad \text{標準偏差} \quad \sigma_U = \sqrt{\frac{mn(m+n+1)}{12}}$$

$$\text{統計量} \quad Z = \frac{U - \mu_U}{\sigma_U}$$

計算した Z 値より、標準正規分布表から確率 P が求められる。

　順位和検定（Mann-Whitney の U 検定）の例として、血圧が正常な群 21 名と、高血圧群 23 名の喫煙状態を調査した。

　一般には有意確率は統計ソフトで計算される。統計ソフトで検定した結果を述べる。

1：現在喫煙者、2：以前喫煙者、3：非喫煙者とする。

正常群と高血圧群の喫煙状況																						
正常群	3	2	3	2	3	2	1	1	3	3	3	2	3	2	3	3	1	3	3	2	3	3
高血圧群	3	1	2	3	1	3	2	1	1	1	1	2	3	3	1	1	1	2	2	2	1	2

帰無仮説：正常群と高血圧群の喫煙状態に差はない。

	1：正常 2：高血圧	N	平均ランク	順位和
喫煙状態	1	23	27.11	623.5
	2	21	17.45	366.5
	合計	44		

Mann-Whitney の U	135.5
Wilcoxon の W	366.5
Z	-2.664
漸近有意確率（両側）	0.008

　漸近有意確率を見ると、$p = 0.008 < 0.01$ なので、帰無仮説は棄却され、平均ランクは、正常群 27.11・高血圧群 17.45 より、正常群に以前喫煙者あるいは非喫煙者が多いことになる。

> 統計ソフトでの「順位和検定（Mann-Whitney の U）検定」の判断手順は
> 　　①帰無仮説：両群間に差はない
> 　　②統計ソフトで z 値と有意確率 p を計算する
> 　　③有意確率 p の判断：$p < 0.05$ のとき　帰無仮説は棄却・有意差あり
> 　　　　　　　　　　　　　$p \geq 0.05$ のとき　帰無仮説は採択・有意差なし

研究例（独立した 2 群の比較　t 検定）

「運動でメタボ解消」

方法

　日本人の 40 歳代以上の男性の約半分はメタボリックシンドロームまたはその予備軍とされている。厚生労働省は 2006 年 7 月、「健康指導づくりのための運動指針 2006」を提示し、国民のメタボ解消を推奨している。

　男性 50 歳代でメタボリックシンドローム 60 名の被験者を、各々 30 名ずつに分類（A 群、B 群）して空腹時血糖値を測定したところ、A 群の平均値は 152 mg/dL、B 群の平均値は 150 mg/dL とほぼ同じであった。

　A 群 30 名については 1 週間に 23 メッツ（激しい運動を、4 メッツ以上を含む）6 ヶ月間行い、B 群については運動をさせなかった。

　6 ヶ月後 A 群と B 群の空腹時血糖値を測定したところ、A 群の平均値は 105 mg/dL、B 群の平均値は 155 mg/dL であった。運動による効果について t 検定によって検討した。

> **検定の手順**
> 帰無仮説：A 群と B 群の血糖値の母平均は同じ
> 検定方法：Student の t 検定
> 有意確率 p：0.0012

結果

　運動群と非運動群に有意な差（$p < 0.01$）が見られた。
　血糖値については、運動によって、かなり改善されたことが示された。

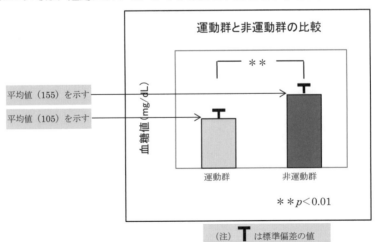

章末問題

問題 7−1

男性の特定健康診査受診者について定期的運動の有無と腹囲との関連を分析し、t 検定を行った結果を表に示す。

	運動あり群	運動なし群	p 値
腹囲平均	81.6 cm	83.3 cm	0.024

この結果で正しいのはどれか。

①運動あり群の方が、腹囲が 2.4% 小さい。

②運動あり群の方が、腹囲が小さくなる確率は 2.4% である。

③両群で腹囲に差がないのに、偶然これだけの差が出る確率が 2.4% である。

④運動あり群のうち運動なし群の平均よりも腹囲が大きいのは 2.4% である。

(2012（第 98 回）保健師国試（午後）22)

問題 7−1
解 答

正解 ③

　t 検定とは 2 群間の連続量の差の検定である。この場合，運動あり群と運動なし群で腹囲の差が統計学的に有意であるか（2 群間には差がないと仮定した場合に、観測された差が生じる可能性が、ある一定の基準以下であるか）を検討する方法であり、p 値というのは前述の「2 群間には差がないと仮定した場合に、観測された差が生じる可能性」を示す。

A市の2地区でデータを取った。各項目について2地区間に差があるかどうかを統計学的に検定する。t検定が適している項目はどれか。

①性別
②体重
③年齢区分
④5段階の自覚的健康度

(2013（第99回）保健師国家試験（午後）23)

問題7-2
解　答

正解　②

2集団の比較を行う際には、比較したい変数が質的データ（性別・年齢区分などの名義尺度や順序尺度）か、量的データ（身長・血圧などの比率尺度）か、によって分析方法が異なる。t検定はパラメトリックな統計手法であり、これは比較したい変数が比率尺度であり、かつ正規分布で、等分散性が仮定できる場合に用いられる。

①　×　名義尺度であり、2地区の比較には独立性の検定もしくは比率の差の検定が行われる。
②　○　体重は比率尺度であり、体重の分布は、ほぼ正規性と等分散性を仮定することができる。
③　×　年齢区分は順序尺度である。
④　×　5段階の自覚的健康度は順序尺度である。

住民の健康行動や知識などについて詳しく確認する調査は5年前にも実施していた。そこで今回の調査結果と比較を行うことにした。メタボリックシンドロームについての理解度の結果を表に示す。このデータを統計分析するのに適切な分析方法はどれか。

（数値は人数）

よく理解している	少し理解している	あまり理解していない	全く理解していない
30	60	190	20
60	130	90	20

① t 検定

② 単回帰分析

③ 一元配置分散分析

④ マン−ホイットニー U 検定

（2012（第98回）保健師国家試験（午後）50）

問題 7−3

解 答

正解　④

　従属変数が順序尺度であることから、ノンパラメトリック検定である④マン−ホイットニー U 検定が正解となる。

　しかし出題者が、5年前の調査への回答者と今回の回答者が、別集団であることを明示しないとマン−ホイットニー U 検定が正解とはならない。

第 8 章

関係を調べる【相関と回帰】

第8章

関係を調べる【相関と回帰】

　医療の分野においても、データ A とデータ B との関係について調べることがよくある。例えば、医療従事者の残業時間とストレス、ある化学物質の曝露時間と健康障害、早起きと健康との関係、運動量と体力との関係、など関連性を検討しなければならないことは様々ある。

　さて、2つのデータ間の関係を調べるといってもいろいろな場合が考えられる。データの種類がスケールで、データ A が大きくなればデータ B も大きくなるとか、データ A が大きくなるにつれてデータ B は小さくなるとか、といった直線的な関係が認められる場合がある。他方、データが名義尺度で、データ A もデータ B もいくつかのカテゴリーに分かれ、そのクロス集計表から関係が認められる場合もある。

　関係を調べるためのフローチャートは次のとおりである。

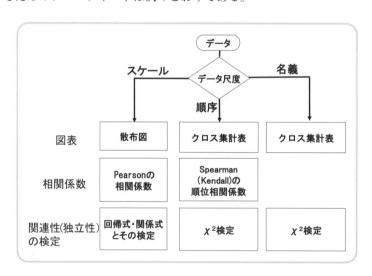

　2群のデータがスケール尺度の場合は、散布図を描く。2つの変数（X と Y）について、X の変化に伴って Y が変化する場合は Pearson（ピアソン）の相関係数を算出し、X と Y の関連性の検定を行う。

　2群のデータが順序尺度の場合は、クロス集計表を作成し、相関係数は Spearman（スピアマン）の順位相関係数を算出する。この場合2つの変数（X と Y）についての検定は χ^2 検定を行う。

2群のデータが名義尺度の場合は、クロス集計表を作成し、検定はχ^2検定を行う。χ^2検定については第9章で述べる。

1 散布図とクロス表

1) データがスケール尺度の場合、散布図が相関関係の有無を視覚的に検討するグラフである。
　例として、摂取カロリーと体重の散布図を示す。この散布図から摂取カロリーが多いと体重が重いことが考えられる。

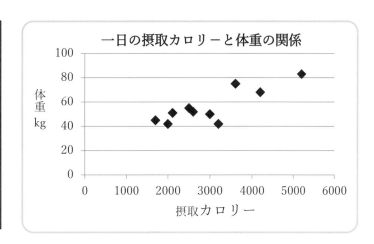

摂取カロリー	体重
2000	42
1700	45
2110	51
2500	55
3200	42
3000	50
2600	52
4200	68
5200	83
3600	75

2) データが順序尺度の場合、クロス表を作成し、割合％を検討する。
　例として循環器疾患の判定と肥満度（順序尺度）のクロス表を示す。この表から肥満度が高いほど循環器疾患の危険性が大きくなることが考えられる。

循環器疾患判定と肥満度のクロス表

			肥満度					合計
			やせすぎ	やせぎみ	普通	太りぎみ	太りすぎ	
循環器疾患判定	異常認めず	度数	12	15	39	14	6	86
		肥満度の%	75.0%	65.2%	50.0%	56.0%	22.2%	50.9%
	要指導	度数	3	8	28	9	13	61
		肥満度の%	18.8%	34.8%	35.9%	36.0%	48.1%	36.1%
	要医療	度数	1		11	2	8	22
		肥満度の%	6.3%		14.1%	8.0%	29.6%	13.0%
合計		度数	16	23	78	25	27	169
		肥満度の%	100.0%	100.0%	100.0%	100.0%	100.0%	100.0%

2 相関係数 （correlation coefficient）

2変数間の直線的関係の強さを知るために、相関係数（ピアソンの相関係数 r、スピアマンの順位相関係数 r_s）が算出される。これは2変数（x と y）間の直線的関連の度合いを数量的に示す指標である。

後述で算出された相関係数 r の範囲は、$-1 \leqq r \leqq 1$ であり、相関係数を視覚的に散布図と比較してみると右の図のようになる。

x が増加すると y も増加する場合正の相関、x が増加すると y が減少する場合を負の相関という。

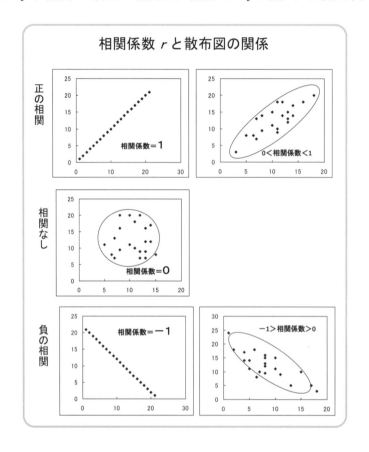

相関係数 r を言葉で表すと、一般的に

$0.7 \leqq r \leqq 1$	強い正の相関がある
$0.4 \leqq r < 0.7$	かなり正の相関がある
$0.2 < r < 0.4$	やや正の相関がある
$-0.2 \leqq r \leqq 0.2$	ほとんど相関がない
$-0.4 \leqq r < -0.2$	やや負の相関がある
$-0.7 \leqq r < -0.4$	かなり負の相関がある
$-1.0 \leqq r < -0.7$	強い負の相関がある

となる。

1) ピアソン (Pearson) の相関係数

2変数 x と y がスケール尺度の場合、ピアソンの相関係数を算出する。ピアソンの相関係数は一般的に小文字の r で表される。

計算式は以下の通り。

$$r = \frac{(x と y の偏差積和)}{\sqrt{(x の偏差平方和) \times (y の偏差平方和)}} = \frac{\sum (x_i - \bar{x})(y_i - \bar{y})}{\sqrt{\sum (x_i - \bar{x})^2 \times \sum (y_i - \bar{y})^2}}$$

$$\bar{x}：x の平均値 \qquad \bar{y}：y の平均値$$

例として、10名の摂取カロリーと体重の相関係数を前述の式に代入して計算する。

摂取カロリー	体重
2000	42
1700	45
2110	51
2500	55
3200	42
3000	50
2600	52
4200	68
5200	83
3600	75

相関係数 $r = 0.844132$

相関係数 $r = 0.844$ であることから、摂取カロリーと体重には強い正の相関があると考えられる。

相関係数は、相関係数の検定（後述）を行って、「2変数に相関があり」の場合に意味を持つ。

2）スピアマン（Spearman）の順位相関係数

2変数xとyが順序尺度の場合、スピアマンの相関係数を算出する。スピアマンの相関係数は一般的に小文字のr_sで表される。

n個の個体について、2種類の計測xとyがされていて、その測定値の組を（x_i、y_i：$i = 1$、2、…n）とし、x、yのそれぞれにつけた大きさの順位を（P_i、Q_i）としたとき

スピアマンの順位相関係数は、次式で表される。

$$r_s = \frac{\sum (P_i - \bar{P})(Q_i - \bar{Q})}{\sqrt{\sum (P_i - \bar{P})^2 \times \sum (Q_i - \bar{Q})^2}}$$

$\bar{P}$：変数 x の大きさの順位の平均値　　　$\bar{Q}$：変数 y の大きさの順位の平均値

また同順位がないときは次式によって、計算することができる。

$$r_s = 1 - \frac{6\sum d^2}{N(N^2 - 1)}$$

N：データ数、　d^2：順位の差の二乗

例として、ある学生たちが事業所 A～F を訪れて保健実習を行い、学生が感じた各事業所のスタッフの印象を10段階で評価、また実習後の総合評価を10点段階評価で行ったとする。スタッフの印象と実習の評価の関係を相関係数によって解析しようとする場合、この評価法は順序尺度なのでスピアマンの順位相関係数を算出する。

まず10段階評価の高い順に順位をつける。次に順位の差（d）を計算し、その値を二乗する（d^2）。さらにその合計を算出する。

産業看護実習スタッフにおけるスタッフの印象と実習の評価

	スタッフの印象		実習の評価		d	d^2
	10段階評価	順位	10段階評価	順位	（順位の差）	
事業所 A	7	3	5	4	-1	1
事業所 B	10	1	9	1	0	0
事業所 C	9	2	8	2	0	0
事業所 D	5	5	6	3	2	4
事業所 E	6	4	2	6	-2	4
事業所 F	3	6	4	5	1	1
						合計 10

前述の式に代入して計算すると、

$$r_s = 1 - \frac{6\sum d^2}{N(N^2 - 1)} = 1 - \frac{6 \times 10}{6 \times (6^2 - 1)} = 0.714$$

スタッフの印象と実習の評価には強い正の相関があると考えられる。

相関係数は、相関係数の検定（後述）を行って「2変数に相関があり」の場合に意味を持つ。

3）相関係数の注意点

●曲線相関

相関係数の値が±1に近いことは、2つの変数xとyの間に強い直線関係があることを意味する。また、ゼロに近いということは直線関係がないことを意味しているが、必ずしも無関係と言えない。例えば次に示すような山形の曲線相関では相関係数がゼロにもかかわらず強い曲線関係が存在するからである。つまり、相関係数は直線関係についてだけを述べているにすぎない。したがって相関係数を計算する前に必ず散布図を作り確認する必要がある。

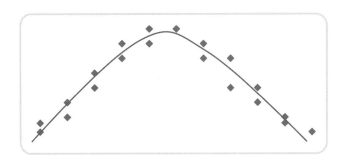

●外れ値の影響

相関では、散布図で他からはるかに離れた1つの点、外れ値（outlier）が大きな影響を与えることがある。外れ値はほとんどの統計計算に影響を及ぼすが、特に相関において著しい影響を与える。例えば、右図では10個の黒点で計算すると$r＝0.8$くらいになり、強い相関をしめすが、1個の外れ値を含めた全てを用いて計算すると$r＝0.3$程度になり相関はあまりないことになる。わずか1個の点を含めるか除外するかで結論に大きな差が出てくる。このことからも相関係数で結論を出す前に散布図をつくりグラフを検討することが重要となってくる。

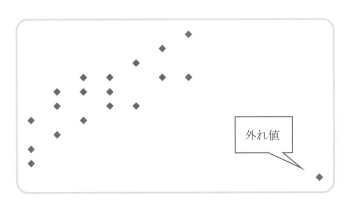

外れ値

3 相関係数の検定

相関係数の検定は無相関の検定とも言われる。

1）ピアソンの相関係数の検定

①データ数が100以下（$N \leqq 100$）の場合

帰無仮説：相関係数 $r = 0$（2変数間に関係はない）。

　計算で求めた相関係数 r の値を、下表のデータ数が100以下の場合の有意点と比較する。相関係数 r のほうが大きい場合は、帰無仮説が棄却されて相関関係があると結論づける。

ピアソンの検定表

データ数	両側確率 5%の有意点	両側確率 1%の有意点	データ数	両側確率 5%の有意点	両側確率 1%の有意点
3	0.997	1	27	0.381	0.487
4	0.95	0.99	28	0.374	0.479
5	0.878	0.959	29	0.367	0.471
6	0.811	0.17	30	0.361	0.463
7	0.755	0.875	31	0.355	0.456
8	0.707	0.834	32	0.349	0.449
9	0.666	0.798	33	0.344	0.442
10	0.632	0.765	34	0.339	0.436
11	0.602	0.735	35	0.334	0.43
12	0.576	0.708	36	0.329	0.424
13	0.533	0.684	37	0.325	0.418
14	0.532	0.661	38	0.32	0.413
15	0.514	0.641	39	0.316	0.408
16	0.497	0.623	40	0.312	0.403
17	0.482	0.606	42	0.304	0.393
18	0.468	0.59	44	0.297	0.384
19	0.456	0.575	46	0.291	0.376
20	0.444	0.561	48	0.285	0.368
21	0.433	0.549	50	0.279	0.361
22	0.423	0.537	60	0.254	0.33
23	0.413	0.526	70	0.235	0.306
24	0.404	0.515	80	0.22	0.286
25	0.396	0.505	90	0.207	0.27
26	0.388	0.496	100	0.197	0.256

②データ数が100より大きい（$N > 100$）場合

帰無仮説：相関係数 $r = 0$（2変数間に関係はない）。

この場合は、

$$t = r \times \frac{\sqrt{n-2}}{\sqrt{1-r^2}} \qquad r：相関係数 \qquad n：データ数$$

で計算した値 t が、自由度 $= n-2$ の t 分布に近似することを利用する。

相関係数の検定の例として、赤血球数（rbc）と血色素量（hgb）のデータを調査した。

一般には有意確率は統計ソフトで計算される。統計ソフトで検定した結果を述べる。

帰無仮説：赤血球数（rbc）と血色素量（hgb）の間に相関はない（$r = 0$）。

有意確率 p は 0.000 と、0.05 より小さいので帰無仮説は棄却される（$p < 0.05$）。よって、赤血球数（rbc）と血色素量（hgb）の間には相関があり、相関係数 $r = 0.777$ であることから、正の強い相関があるとの統計学的判断ができる。

相関係数

		rbc	hgb
rbc	Pearson の相関係数 有意確率（両側） N	1 122	.777** .000 122
hgb	Pearson の相関係数 有意確率（両側） N	.777** .000 122	1 122

**. 相関係数は 1% 水準で有意（両側）です。

統計ソフトでの「ピアソンの相関係数の検定」の判断手順は
①帰無仮説：2変量間に関係はない（相関係数 $r = 0$）
②統計ソフトで相関係数と有意確率 p を計算する
③有意確率 p の判断：$p < 0.05$ のとき　帰無仮説は棄却・有意差あり
　　　　　　　　　　　　$p \geqq 0.05$ のとき　帰無仮説は採択・有意差なし

2) スピアマンの順位相関係数の検定

①データ数が 30 以下の場合（$N \leqq 30$）

帰無仮説：順位相関係数 $= 0$（2変数間に関係はない）

計算で求めた順位相関係数の値を、次表のデータ数が 30 以下の場合の有意点と比較して、順位相関係数が大きい場合は、帰無仮説が棄却されて相関関係があると結論づける。

前述の保健実習におけるスタッフの印象と実習の評価の例では、データ数は 6、スピアマンの順位相関係数は、0.714 であったが、$N = 6$ の有意点（$p < 0.05$）は 0.886 なので、帰無仮説：「相関はない」は棄却できない。

スピアマンの検定表（両側確率）

	$p<0.05$	$p<0.01$			$p<0.05$	$p<0.01$
$n=5$	1	—	$n=18$	0.472	0.5
6	0.886	1	19	0.46	0.584
7	0.786	0.929	20	0.477	0.57
8	0.738	0.881	21	0.435	0.556
9	0.7	0.833	22	0.425	0.544
10	0.648	0.794	23	0.415	0.532
11	0.618	0.755	24	0.406	0.521
12	0.587	0.727	25	0.398	0.511
13	0.56	0.703	26	0.39	0.501
14	0.539	0.675	27	0.382	0.491
15	0.521	0.654	28	0.375	0.483
16	0.503	0.635	29	0.368	0.475
17	0.485	0.615	30	0.362	0.467

②データ数が 30 以上の場合（$N>30$）

前述の、循環器疾患と肥満度判定の例で検定するが、一般には有意確率は統計ソフトで計算される。統計ソフトで検定した結果を述べる。

帰無仮説：肥満度と循環器疾患判定の間に相関はない（順位相関係数＝0）。

有意確率は 0.000 なので「順位相関係数＝0」という帰無仮説は有意水準 0.1% で棄却される（p

相関係数

			肥満度	循環器疾患判定
Spearman のロー	肥満度	相関係数	1.000	.269**
		有意確率（両側）		.000
		N	169	169
	循環器疾患判定	相関係数	.269**	1.000
		有意確率（両側）	.000	
		N	169	169

＊＊ 相関係数は 1% 水準で有意（片側）です。

<0.001）。よって、肥満度と循環器疾患判定の間には関連性があるとの統計学的判断ができる。また、関係の強さは、相関係数は 0.269 なので、やや正の相関があると解釈できる。

> 統計ソフトでの「スピアマンの順位相関係数の検定」の判断手順は
> ①帰無仮説：2 変量間に関係はない（順位相関係数＝0）
> ②統計ソフトで順位相関係数と有意確率 p を計算する
> ③有意確率 p の判断：$p<0.05$ のとき　帰無仮説は棄却・有意差あり
> 　　　　　　　　　　　$p\geqq0.05$ のとき　帰無仮説は採択・有意差なし

1) 回帰直線

2変数間に相関が認められたとき、2変量の関係を直線で表し、一方の数値を知ることで他方の数値を予測できる。

①回帰直線を求める

各点から最短距離をとる直線を引いてみる。方法は最小2乗法を用いる。その直線を回帰直線と呼ぶ。

下図の例として、回帰直線より、年齢30歳の血圧を予測できる。

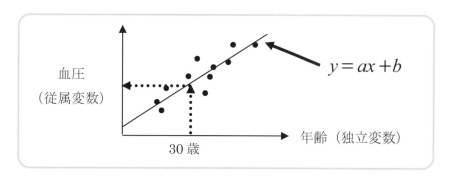

従属変数（目的変数）とは、説明したい変数（注目している変数）を指す。また独立変数（説明変数）とは、これを説明するために用いられる変数のことである。前述の血圧と年齢について考えてみると、血圧に影響を与える因子としての年齢は独立変数であり、この独立変数によって結果として血圧の値が決定されるとき、血圧の値を従属変数という。

$y = ax + b$ の直線の式では、y が従属変数で、x が独立変数である。すなわち、x は値が自由に変動（独立して変化）するが、y は x が決定すると x に従属して決定される。

②寄与率を求める

従属変数 y のうち、独立変数 x によって説明できる割合を寄与率 R^2 という。

$0 <$ 寄与率 $R^2 < 1$　であり、1に近いほど直線のあてはめがうまくいっていることを示す。

寄与率は相関係数の2乗である。

$$R^2 = \frac{(x と y の偏差積和)^2}{(x の偏差平方和) \times (y の偏差平方和)}$$

2) 回帰直線の検定

回帰直線が求められたときに、その回帰直線が意味をもつかどうかを検定によって調べてみる。統計ソフトで検定した場合を、赤血球数（rbc）と血色素量（hgb）のデータを例として述べる。

帰無仮説：係数＝0　定数＝0　（回帰式は意味を持たない）

係数 a

| モデル | 標準化されていない係数 | | 標準化係数 | t 値 | 有意確率 |
	B	標準誤差	ベータ		
1　定数	2.718	.973		2.795	.006
rbc	.026	.002	.777	13.529	.000

a. 従属変数 hgb

係数の有意確率＝0.000、定数の有意確率＝0.006 で、ともに $p < 0.05$ なので帰無仮説は棄却され、係数・定数の値に意味のあることがわかる。

定数は 2.718、（rbc）の係数は 0.026 であることから、回帰式は

$$hgb = 0.026 \times rbc + 2.718$$

となり、rbc から hgb を予測する式として使えることがわかる。

統計ソフトでの「回帰直線の検定」の判断手順は
　　①帰無仮説：係数＝0　定数＝0　（回帰式は意味を持たない）
　　②統計ソフトで、係数・定数、有意確率 p を計算する
　　③有意確率 p の判断：$p < 0.05$ のとき　帰無仮説は棄却・係数・定数の値に意味がある
　　　　　　　　　　　　　$p \geq 0.05$ のとき　帰無仮説は採択・回帰式は意味を持たない

研究例（相関係数とその検定）

「食塩の摂取量と高血圧の頻度」

方法

食塩の接種量と高血圧の出現頻度についての関係を調べるために、生態学的疫学調査を行い、以下のデータを得た。

	食塩摂取量（g/日）	高血圧の頻度（%）
秋田	28.2	38
広島	15.1	22
ニューヨーク	10.2	8.7
マーシャル諸島	7.8	7.6
アラスカ	4.3	0

このデータで、相関係数を求め、相関係数の検定を行った。

> **検定の手順**
> ①ピアソンの相関係数の算出：相関係数＝0.9886
> ②ピアソンの相関係数の検定
> 　　帰無仮説：2変量間に関係はない（相関係数 $r=0$）
> 　　検定方法：ピアソンの相関係数の検定
> 　　有意確率 p：0.00145

結果

食塩の摂取量と高血圧の頻度は正の相関をする。相関係数は 0.9886。

検定の結果、有意確率 $p=0.00145<0.05$ なので帰無仮説は棄却され、統計的に 2 変量間に強い正の関係が認められる。

関係が認められたので、更に回帰直線を求め、その検定を行った。

方法

　上記、食塩の摂取量と高血圧の頻度の回帰係数の計算と検定を行った。

> **検定の手順**
> ①回帰直線を求める。　　$y = ax + b$　（a：係数、b：定数）
> ②回帰直線の検定
> 　　　帰無仮説：係数 $= 0$　定数 $= 0$　（回帰式は意味を持たない）
> 　　　検定方法：回帰式の検定
> 　　　有意確率 p：0.00145

結果

回帰式：$y = 0.6139x + 3.7514$

有意確率：係数 $p = 0.0416 < 0.05$、切片 $p = 0.001 < 0.05$　であった。

帰無仮説は棄却され、回帰式の係数・定数の値に意味がある。

よってこの回帰直線は、食塩の摂取量からの高血圧の頻度の予測に利用できる。

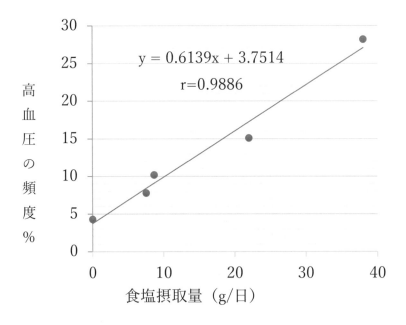

C 章末問題

問題 8-1

相関について正しいのはどれか。

① 因果関係の必須項目である。

② 相関係数が大きいほど相関関係は強い。

③ 相関が全くないときの相関係数は0である。

④ 相関係数は0から100までの数値で示される。

⑤ 2つの連続量の一方を使用して他方を推計することをいう。

(2014（第100回）保健師国家試験（午前）35)

問題 8-1 解答

正解　③

2つの連続量間の直線的関係をあらわしたものが相関であり、その関係の程度をあらわしたものが相関係数である。相関係数（r）は$-1 \leqq r \leqq 1$の範囲で値をとり、その絶対値が大きいほど2変数は直線的な関係がある（相関関係が強い）ことを示す。

① × 2変数間の相関関係の程度（関連の強さ）をあらわすだけであり、因果関係（一方が他方を引きおこしている、事象の時間経過を含む関連性）について述べることはできない。

② × 相関係数は$|r| \leqq 1$の範囲で値をとるため、$|r|$が1に近づくほど相関関係が強いことを示す。

③ ○ 相関係数（r）が$r=0$のとき無相関（相関関係がない）という。

④ × 相関係数（r）は$-1 \leqq r \leqq 1$の範囲で値をとる。

⑤ × 2つの連続量が相関関係にあるときに一方（x）を使用して他方（y）を推計することを回帰分析といい、回帰式$y=ax+b$であらわすことができる。

特定健康診査を受診した100人の腹囲とHbA1c値について、個人ごとの2つのデータを一度に示し両者の関連を表現するのに優れているのはどれか。

① 折れ線グラフ

② ヒストグラム

③ 円グラフ

④ 散布図

(2016（第102回）保健師国家試験（午後）21)

問題 8-2
解 答

正解　④

① ×　折れ線グラフは、時系列で変化を見るときに用いられる。

② ×　ヒストグラムは、データの分布を見るときに用いられる。

③ ×　円グラフは、全体のなかでの構成比を見るときに用いられる。

④ ○　散布図は、2種類のデータの相関関係を見るときに用いられる。

相関係数の検定
塩分摂取量と収縮期血圧との「無相関の検定」をしたところ統計学的に有意でなかった。正しいのはどれか。

① 塩分摂取量が多いと収縮期血圧が高くなる。
② 塩分摂取量が多いと収縮期血圧が低くなる。
③ 塩分摂取量と収縮期血圧とは関係がない。
④ 塩分摂取量と収縮期血圧との関係の有無については何も言えない。

(2007（第 93 回）保健師国家試験（午前）71)

問題 8−3
解　答

正解　④

　無相関の検定（＝相関係数の検定）とは、得られた相関係数が統計的に有意かどうかを検討するものである。この結果が統計学的に有意でないということは、「母集団における変数間の相関がゼロである（＝無相関である）確率」が低くはないということを意味する。したがって、①②は明らかに誤りであるが、③のように塩分摂取量と収縮期血圧とは関係がない（＝無相関である）と断定できるわけでもない。

共に正規分布すると仮定できる 2 つの連続変数 X、Y について散布図を描いた。標本数は 300 である。散布図は全体的に右上がりであり、特に外れ値はなかった。Pearson（ピアソン）の相関係数を計算したところ、$r=0.60$ であった。「母相関係数は 0 である」とする帰無仮説を立て、統計学的検定を行ったところ、有意水準 5% にて棄却された。X と Y との相関について適切なのはどれか。

① 全く相関はない。
② 有意な相関がある。
③ 相関の有意性は棄却される。
④ 相関の有無については判断できない。

（2013（第 99 回）保健師国家試験（午前）25）

問題 8-4

解 答

正解　②

分析結果の判断は以下のように考える。

①あらかじめ定められた有意水準（設問の場合は 5%）以上の確率（probability）であった場合は、観察された 2 変数間の関連が偶然生じた可能性が有意水準よりも大きいということである。この場合は「帰無仮説（母相関係数は 0 である）は棄却されない」。つまり「母相関係数が 0 である可能性（観察された 2 変数間の関連が偶然生じた可能性）が残る」と判断される（「母相関係数が 0 である」という意味ではない）。

②あらかじめ定められた有意水準（設問の場合は 5%）未満の確率であった場合は、「帰無仮説（母相関係数は 0 である）が棄却される」。その結果、対立仮説（母相関係数は 0 ではない）が採択される。したがって、2 変数間には統計学的に有意な相関関係があると結論づけられる。

ある集団の特定健康診査で得られた BMI と血圧との関連を表すのに適した指標はどれか。2つ選べ。

① 散布度
② 四分位数
③ 相関係数
④ 変動係数
⑤ 回帰係数

(2018（第 104 回）保健師国家試験（午前）38)

問題 8-5
解 答

正解　③と⑤

① ×　散布度（標準偏差や分散、範囲など）とは 1 変量のばらつきを示す指標である。

② ×　四分位数も散布度を示す指標である。

③ ○　相関係数とは、2 つの連続量の関連の強さを示す指標である。

④ ×　変動係数とは相対的なばらつきを示す指標である。

⑤ ○　回帰係数とは回帰式における傾き（$y = ax + b$ の a）をいう。

第 9 章

関係を調べる
【χ^2（カイ2乗）検定】

第9章

関係を調べる【χ^2（カイ2乗）検定】

　データが名義尺度で、データAもデータBもいくつかのカテゴリーに分かれ、そのクロス集計表から関係が認められるかを検討してみよう。

> **同義語**
> 　群＝水準＝グループ＝カテゴリー

1　対応のない場合の独立性の検定（2×2クロス表の場合）

1）χ^2検定

　各変数が2つずつのカテゴリーに分かれる場合を考えよう。まずクロス集計表を作って各カテゴリーの部分集計（周辺度数と呼ばれる）を計算する。これは2×2クロス表と呼ばれる。ここから、2つの変数に関係があるかを検討していく。

　この場合の例として、肺がん患者と健常者の喫煙についてとりあげる。肺がん患者と健常者は対応のないデータである。

　ここで、喫煙が肺がん患者に関連があるのか、あるいは喫煙は肺がんと独立しているかを検定する。

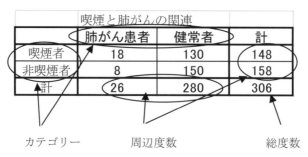

喫煙と肺がんの関連

	肺がん患者	健常者	計
喫煙者	18	130	148
非喫煙者	8	150	158
計	26	280	306

カテゴリー　　　　周辺度数　　　　総度数

帰無仮説：喫煙は肺がんと関連がない。

　　　　　喫煙者の肺がん患者の割合と、非喫煙者の肺がん患者の割合は同じ

　理論的に説明するために、以下のクロス表で説明する。

2×2クロス表

	A 群	B 群	計
Possitive Negative	a c	b d	a＋b（P） c＋d（N）
計	a＋c（A）	b＋d（B）	a＋b＋c＋d（T）

この表で、a＋b＝P、c＋d＝N、a＋c＝A、b＋d＝B、a＋b＋c＋d＝T とすると、「2 群間で反応結果に差がない」という帰無仮説の下での理論値は、次のようになる。

2×2クロス表

	A 群	B 群	計
Possitive Negative	PA÷T NA÷T	PB÷T NB÷T	a＋b（P） c＋d（N）
計	a＋c（A）	b＋d（B）	a＋b＋c＋d（T）

ここで（実現値と理論値の差の2乗÷理論値）の和を計算する。

この値は χ^2（自由度＝1）という確率分布をすることが知られている。その理由は、実現値と理論値の差は、誤差と考えられ、正規分布が想定され、その2乗の和は χ^2 分布となるからである。

χ^2 は次式で表される。

$$\chi^2 = \sum \frac{(実測値 - 理論値)^2}{理論値}$$

$$= \frac{\left(a - \dfrac{PA}{T}\right)^2}{\dfrac{PA}{T}} + \frac{\left(b - \dfrac{PB}{T}\right)^2}{\dfrac{PB}{T}} + \frac{\left(c - \dfrac{NA}{T}\right)^2}{\dfrac{NA}{T}} + \frac{\left(d - \dfrac{NB}{T}\right)^2}{\dfrac{NB}{T}}$$

この式に $P=a+b$、$N=c+d$、$A=a+c$、$B=b+d$、$T=a+b+c+d$ を代入して整理する。

2×2分割表の χ^2 の計算は次式のように整理される（Pearson の χ^2）。

$$\chi^2 = \frac{(ad-bc)^2(a+b+c+d)}{(a+b)(c+d)(a+c)(b+d)}$$

なお2×2クロス表から χ^2 値を計算して χ^2 分布に当てはめるときに、2×2クロス表内の理論度数が5未満の場合はイェーツ（**Yates**）の補正（Continuity Correction）をする必要がある。なぜなら、2×2クロス表の値は整数であるので、そこから計算した χ^2 値は不連続になり、それを連続な χ^2 分布に当てはめる必要があるためである。

Yates の補正式は、次式で示される。

$$\chi^2 = \frac{\{|ad-bc|-\frac{1}{2}(a+b+c+d)\}^2(a+b+c+d)}{(a+b)(c+d)(a+c)(b+d)}$$

　統計的判断は、2×2 クロス表の場合、計算された χ^2 統計量を自由度 1 の χ^2 分布表の値と比較する。

　自由度 1 の c^2 分布を示す。
　（自由度は、変数のうち独立に選べるものの数をいう。2×2 クロス表の自由度は $(2-1) \times (2-1) = 1$ で、自由度 -1 となる。）

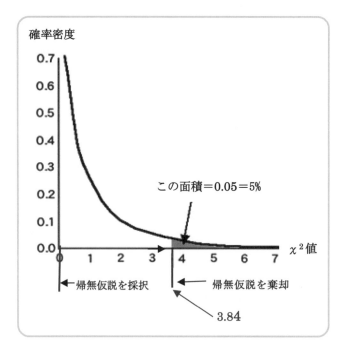

　上記の式で計算された χ^2 値が 3.84 より大きければ帰無仮説を棄却し、小さければ帰無仮説を採択する。
　例題のクロス表による χ^2 値 $= 4.95 > 3.84$ により、喫煙者の肺がん患者の割合と、非喫煙者の肺がん患者の割合は差があり、喫煙者の肺がん患者の割合のほうが高い。

統計ソフトでの　対応のない「χ^2 検定」の判断手順は
　①帰無仮説：2 群間で割合に差がない
　②統計ソフトで、χ^2 値と有意確率 p を計算する
　③有意確率 p の判断：$p < 0.05$ のとき　帰無仮説は棄却・有意差あり
　　　　　　　　　　　　$p \geqq 0.05$ のとき　帰無仮説は採択・有意差なし

---

2) Fisher の直接確率計算法

なお、分布型を想定せずに実現値以上の片寄りの発生確率を直接計算することもできる。これを Fisher の直接確率計算法という。

Fisher の直接確率は、次式で計算される。

$$\text{Fisher の直接確率} = \sum \frac{A!B!P!N!}{a!b!c!d!T!}$$

（！は階乗を示す。例えば $5! = 5 \times 4 \times 3 \times 2 \times 1$）

ただし、この方法は全データ数が 20 以上になってくると計算が困難となる。

χ^2 分布とは

例として、赤い玉と白い玉が同数ずつたくさん入った箱を、よくかき混ぜてから無作為に 50 個の玉を取りだすことを考える。1 回目の試行で、取り出した玉の数を数えたところ、赤玉が 27 個、白玉が 23 個であった（実測値）。確率では箱の中の玉の種類は同数なので、無作為（ランダム）に取り出される玉の種類の数は同数、すなわち赤玉 25 個、白玉 25 個になるはずで、これが理論値（期待値）である。

ここで実測値と理論値の食い違いの値を χ^2 とすると

$$\text{食い違いの値} = \chi^2 = \sum \frac{(\text{実測値} - \text{理論値})^2}{\text{理論値}}$$

実例で計算すると　　　$\chi^2 = \frac{(27-25)^2}{25} + \frac{(23-25)^2}{25} = 0.32$

次に同じ試行を、行ったら赤玉が 22 個、白玉が 28 個であったとすると、

$$\chi^2 = \frac{(22-25)^2}{25} + \frac{(28-25)^2}{25} = 0.72$$

となる。このような赤玉と白玉を箱からランダムに取り出す実験を無限回繰り返し、その食い違いの値を横軸に、またその値に相当する事象が起きた回数（度数）の相対値（確率密度）を縦軸にプロットすると、次図のような曲線が得られる。

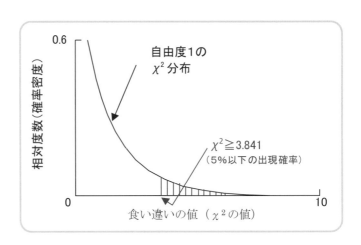

　この曲線のことを χ^2 分布曲線と言い、理論値からのずれの度合いを判定するのに用いられる。

　上図の斜線で示した範囲は対象となる「ある事象」の出現確率が5%以下である範囲を示し、$\chi^2 = 3.841$ 以上の食い違いの値が観測されたときは、5%以下というめったに起こらない事象が何らかの理由で起こったということになる。

　玉の種類がもう1種増えた場合についても χ^2 分布曲線を描くことができるが、その時の自由度 ϕ は、玉の種類が $n = 3$ なので、自由度 $\phi = n - 1 = 3 - 1 = 2$ となり、また χ^2 の5%境界値は 5.991 となる。自由度が変化すれば次図のように χ^2 分布も変化する。

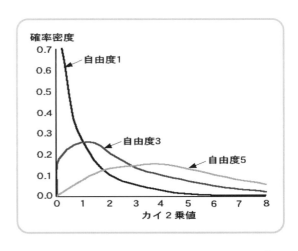

　次表は、χ^2 分布表といわれるもので、表中の数字は自由度 ϕ に対応する各有意水準での χ^2 値の臨界値を示す。たとえば自由度 $= 1$ の場合は、5%水準では 3.84、1%水準では 6.63 となる。

χ^2 分布表

有意確率 P

自由度	0.9	0.8	0.7	0.5	0.3	0.2	0.1	0.05	0.02	0.01	0.001
1	0.02	0.06	0.15	0.46	1.07	1.64	2.71	**3.84**	5.41	**6.63**	10.83
2	0.21	0.45	0.71	1.39	2.41	3.22	4.61	5.99	7.82	9.21	13.82
3	0.58	1.01	1.42	2.37	3.66	4.64	6.25	7.81	9.84	11.34	16.27
4	1.06	1.65	2.19	3.36	4.88	5.99	7.78	9.49	11.67	13.28	18.47
5	1.61	2.34	3	4.35	6.06	7.29	9.24	11.07	13.39	15.09	20.52
6	2.2	3.07	3.83	5.35	7.23	8.56	10.64	12.59	15.03	16.81	22.46
7	2.83	3.82	4.67	6.35	8.38	9.8	12.02	14.07	16.62	18.48	24.32
8	3.49	4.59	5.53	7.34	9.52	11.03	13.36	15.51	18.17	20.09	26.12
9	4.17	5.38	6.39	8.34	10.66	12.24	14.68	16.92	19.68	21.67	27.88
10	4.87	6.18	7.27	9.34	11.78	13.44	15.99	18.31	21.16	23.21	29.59
11	5.58	6.99	8.15	10.34	12.9	14.63	17.28	19.68	22.62	24.72	31.26
12	6.3	7.81	9.03	11.34	14.01	15.81	18.55	21.03	24.05	26.22	32.91
以下略											

カテゴリー（縦のカテゴリーをカテゴリー A、横のカテゴリーをカテゴリー B とする）が 3 つ以上ある場合の分割表を m × n クロス表という。このような場合の独立性の検定は以下の 3 つに分類される。

a. カテゴリー A もカテゴリー B も名義尺度の場合
　例としてカテゴリー A が事業所別、カテゴリー B が職種別を考える。長期休職者の数が表のようになったとする。事業所と職種に関連があるだろうか。この例では 4×3 クロス表になる。
　m × n クロス表の検定を行うときの自由度は（m−1）×（n−1）となるので、4×3 クロス表の自由度は（4−1）×（3−1）=6 となる。

事業所と職種

	事務職	技術職	営業職
事業所 A	5	10	15
事業所 B	7	9	12
事業所 C	6	12	8
事業所 D	8	11	15

b. カテゴリー A が名義尺度でカテゴリー B が順序尺度の場合
　例としてカテゴリー A が職種別、カテゴリー B が経験年数別を考える。長期休職者の数が表のようになったとする。経験年数と職種に関連があるだろうか。
　この例では 3×3 クロス表になる。

経験年数と職種

	経験年数 5 年未満	経験年数 5〜9 年	経験年数 10〜15 年
事務職	26	14	8
技術職	28	17	6
営業職	41	25	7

c. カテゴリー A もカテゴリー B も順序尺度の場合
　この場合は、第 8 章で前述したスピアマンの相関係数を算出し、検定を行う。

● m × n 分割の χ^2 検定の理論と手順を説明する。
　この検定は、行・列に配置したカテゴリーによって分割されたデータが、行・列に依存しているかどうかを検定する。

	B_1	B_2	B_3	…………	B_n	計
A_1	O_{11}	……………………			O_{1n}	R_1
A_2	·				·	
A_3	·		m×n クロス表		·	
⋮	⋮				⋮	
A_m	O_{m1}	……………………			O_{mn}	R_m
計	C_1				C_n	N

観測度数
(Observation)

帰無仮説：行・列の位置によらず独立している（行・列の位置には関連はない）。

各セルの理論値 T_{mn}（または期待値）を次式によって求める。

$$T_{mn} = \frac{(第\ m\ 行の合計) \times (第\ n\ 列の合計)}{データ総数} = \frac{R_m C_n}{N}$$

次に計算された各セルの O_{mn} と T_{mn} から次式により、χ^2 統計量を求める。

$$\chi^2 = \sum_{j=1}^{n} \sum_{i=1}^{m} \frac{(O_{ij} - T_{ij})}{T_{ij}}$$

計算された χ^2 統計量と、自由度 $(m-1) \times (n-1)$・危険率 5% の χ^2 の値 (χ_0^2) を比較する。

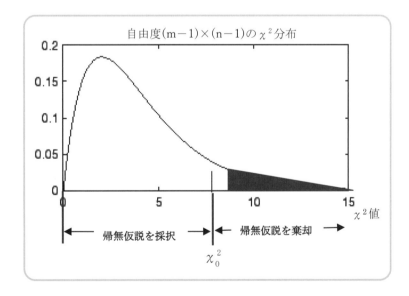

自由度$(m-1)\times(n-1)$のχ^2分布

帰無仮説を採択　　帰無仮説を棄却

χ_0^2

ここで$\chi^2 > \chi_0^2$ならば、データの行・列配値に偏りがあると判断され、帰無仮説は棄却され、危険率αで有意差ありと判断される。

逆に$\chi^2 \leqq \chi_0^2$ならば、データの行・列配値に偏りはないと判断され、帰無仮説は採択、すなわち、行・列の位置によらず独立している（行・列の位置には関連はない）と結論する。

> 統計ソフトでの$m \times n$分割の「χ^2検定」の判断手順は
> ①帰無仮説：行・列の位置によらず独立している
> ②統計ソフトで、χ^2値と有意確率Pを計算する
> ③有意確率Pの判断：$p < 0.05$のとき　帰無仮説は棄却・有意差あり
> 　　　　　　　　　　　　$p \geqq 0.05$のとき　帰無仮説は採択・有意差なし

3　対応のある場合の独立性の検定（マクネマーのχ^2検定）

対応のある場合の検定は、マクネマー（McNemar）のχ^2検定ともいい、同じ集団（人）で、治療、教育、訓練などの前後での変化を確かめる時に用いる。一般に対応のある場合の独立性の検定では、次表のように整理する。

対応のある場合のクロス表

		処理の前		計
		あり	なし	
処理の後	あり	h	i	$h+i$
	なし	j	k	$j+k$
	計	$h+j$	$i+k$	$h+i+j+k$

> この場合のχ^2は、以下の式で計算される。
> $$\chi^2 = \frac{(i-j)^2}{i+j}$$
> また$i+j$が40未満の場合は
> $$\chi^2 = \frac{(|i-j|-1)^2}{i+j}$$で算出される。

理論的にはこのχ^2値がχ^2分布することを利用する。自由度は$(2-1) \times (2-1) = 1$である。

例として、禁煙教室の前後の行動変化を検定しよう。ある禁煙教室を開催したところ、次表のようになった。

禁煙教室前後の行動変化

		禁煙教室の前		計
		喫煙	非喫煙	
禁煙教室の後	喫煙	25	10	35
	非喫煙	50	35	85
	計	75	45	115

帰無仮説：禁煙教室の前後で、行動変化の差はない。

$$\chi^2 = \frac{(10-50)^2}{10+50} = 26.67 > 3.84$$

帰無仮説は棄却され、禁煙教室前の喫煙者 75 名中 50 名が、教室後非喫煙者になっているので、この禁煙教室は効果があったことになる。

> 統計ソフトでの対応のある「McNemar の χ^2 検定」の判断手順は
> ①帰無仮説：介入の前後で差がない
> ②統計ソフトで、χ^2 値と有意確率 p を計算する
> ③有意確率 p の判断：$p < 0.05$ のとき　帰無仮説は棄却・有意差あり
> 　　　　　　　　　　　　$p \geq 0.05$ のとき　帰無仮説は採択・有意差なし

研究例（独立した 2 群の比較　χ^2 検定）

「生活指導で生活習慣の改善」

（方法）

　保健師の活動では生活指導が重要な位置を占めている。また生活習慣病予防のために年 1 回以上の健康診断が推奨されている。ある病院の健診センター（人間ドック）を受診し、生活指導が必要と判定された 50 歳以上の男性 100 名について、喫煙習慣・肥満・飲酒習慣にたいする生活指導の効果を調べた。

　100 名を、生活指導を行う群 50 名と生活指導を行わない群 50 名に分け、1 年後の健康診断時の喫煙率・肥満率・飲酒率について、χ^2 検定によってそれぞれ検討した。

> **検定の手順　例−喫煙習慣−**
> 　　帰無仮説：生活指導あり群と生活指導なし群の喫煙の母比率は同じ
> 　　検定方法：χ^2 検定
> 　　有意確率 p：0.007

（結果）

　有意な差が見られたのは、喫煙習慣（$p < 0.01$）、肥満（$p < 0.05$）である。

　喫煙習慣・肥満は、生活習慣の指導によって、かなり改善されたことが示された。しかし飲酒習慣については生活習慣の指導による効果は明らかではなかった。

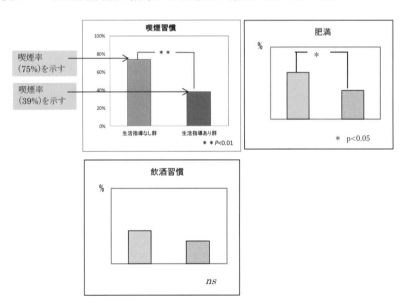

C 章末問題

問　題

9−1

割合の差の検定について正しいのはどれか。2つ選べ。

① 縦断研究が必要である。

② t 検定で有意差を検定する。

③ クロス集計表は有用である。

④ ハザード比を求めることができる。

⑤ χ^2〈カイ2乗〉検定で有意差を検定する。

（第102回（2016）保健師国試（午前）39）

問題 9−1

解　答

正解　③⑤

① × 割合の算出には観察期間を必要としないので、縦断研究である必要はない。

② × t 検定は、平均値の差を検定するときに用いる。

③ ○

④ × ハザード比とは、発症あるいは死亡など観察期間中に生じた事象の出現リスクの比であり、割合の差では算出することができない。

⑤ ○ χ^2 検定（カイ2乗検定）は、割合の差の検定の代表的な検定法である。

健康診査受診者を対象に、肥満の予防方法の理解度について5項目のテストを実施した。テストの合計得点を求めた後に理解できている群とできていない群に分類した。健康教室参加の有無との関係を調べるのに使用するのはどれか。

① 相関図
② 回帰直線
③ クロス表
④ 平均値の棒グラフ

（第97回（2011年）保健師国試（午前）25）

問題 9-2

解 答

正解　③

① × 相関図は2つの連続量の関連を示す際に用いられる。

② × 回帰直線は2つの連続量の中心的な分布の傾向を示すものであり、相関図（散布図）における予測値を求めるために用いられる。

③ ○ クロス表とは2つ以上の離散量（この設問では、健康教室への参加の有無と肥満の予防法の理解の有無）の関連を示す際に用いられる。

④ × 平均値は2群の連続量を比較する際に用いられる。

割合の差の検定に用いるのはどれか。

① t 検定
② 回帰分析
③ 一元配置分散分析
④ χ^2〈カイ2乗〉検定
⑤ Wilcoxon〈ウィルコクソン〉の順位和検定

（第106回（2020年）保健師国家試験（午後）27）

正解　④

① ×　t 検定は正規分布が仮定される変数の代表値（平均値）の、2群間の比較に用いられる。

② ×　回帰分析は、説明変数（X）を用いて目的変数（Y）を説明する式（回帰式：$y=ax+b$）を求めることをいう。

③ ×　一元配置分散分析は，正規分布が仮定される変数の代表値（平均値）の、3群以上の比較に用いられる。

④ ○

⑤ ×　Wilcoxon の順位和検定は，正規分布が仮定されない変数の代表値（中央値）の、2群間の比較に用いられる。

第 10 章

多群の比較
（一元配置分散分析）

第10章

多群の比較（一元配置分散分析）

　三つ以上の群（多群）を比較する場合、分散分析を用いるが、大きく分けて一元配置と多元配置（二元配置）といわれる分析方法がある。

一元配置分散分析

　例えば中性脂肪に影響を与える因子を肥満度と考えて、正常群・軽度肥満群・重度肥満群のように3群に分類してみた。このように、群を識別する因子が1つのものを一元配置のデータと呼び、このデータを用いた分散分析を**一元配置分散分析**という。

　一元配置の分散分析では、三つ以上の群（多群）を比較する場合、まず「すべての群は基準となる群と等しい」あるいは「すべての群は等しい」という帰無仮説を検定する。これを同時推測という。

　一元配置分散分析で多群間に差が認められても、どの2群間に差が認められるかは検定できない。どの2群間に差があるかを検定する場合はその後に**多重比較**を行う必要がある。

> **同義語**
> 　因子＝要素＝要因
> 　群＝水準＝グループ＝カテゴリー

二元配置分散分析

　先のデータに対し、肥満度だけではなく運動習慣によっても中性脂肪値は変化する。各被験者を2つの因子（肥満度と運動習慣）で識別できるようになっているものを二元配置のデータという。これを用いた分散分析を二元配置の分散分析という。

　二元配置分散分析を行う際の分析の目的は、

　①肥満度によって中性脂肪値に違いはあるのか

　②運動習慣によって中性脂肪値に違いはあるのか

　③2つの因子による交互作用効果はあるのか

　という3つになる。とくに③のような「交互作用」を分析することが二元配置の分散分析の主要な目的になる。

　この章では一元配置分散分析について述べる。

1 多重比較

先に、多重比較の説明をする。

三つ以上の群（多群）を比較する場合、二つ以上の群を、基準になる群と比較したい場合と多群をそれぞれの間で比較したい場合の二つに大別できる。

1）対照群との比較（ダネット（Dunnett）型の多重比較）

基準になる群すなわち対照群（コントロール群）との比較は、例えば本社の健康診断結果と各事業所の健康診断結果との関係を調べるような場合に用いられる。この場合、対照群を本社従業員の健診結果とし、事業所 X、Y、Z の健診結果を本社と比較する。

このときの帰無仮説は「すべての群は基準となる群と等しい」であり、この方法を用いるのは、対照群との比較のみに注目し事業所 X、Y、Z 相互の比較は行わない場合である。

一元配置分散分析で、「すべての群は基準となる群と等しい」という帰無仮説が棄却された場合、すなわち「対照群との間に有意の差が認められる群があった」場合には、事業所 X、Y、Z 群を次々に対照群と比較する。このような比較方法を多重比較という。

ここで述べた対照群との比較は、ダネット（Dunnett）型の多重比較と呼ばれている。

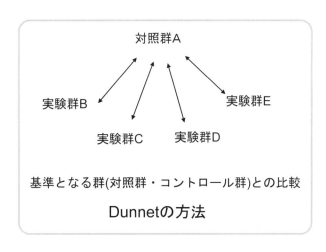

2) すべての対の比較（テューキー（Tukey）型の多重比較）

　多群相互の比較は、例えば事業所 A、B、C、D、E の健診データを同時にすべての群について比較する。

　このときの帰無仮説は「すべての群は等しい」であり、このときの検定の目的は、対象群の中でどれか他の群と違う群はあるのか、ということである。

　一元配置分散分析により「すべての群は等しい」という帰無仮説が棄却された場合に、全群から選び出した 2 群のすべての組み合わせについて差があるかどうかを検討する。

　このすべての対の比較は、テューキー（Tukey）型の多重比較といわれる。

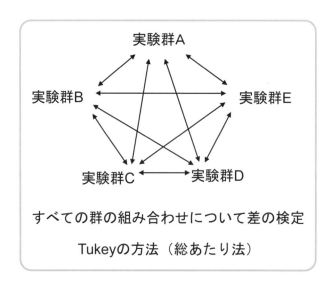

3) 個別の 2 群の比較の単純な繰り返しではいけない理由

　多群の比較をするとき、得られたデータをみて、そのうちもっとも差がありそうな 2 群を 1 組だけ取り出して差の検定を行う場合がある。しかし通常は全群の中から 2 群を取り出し、そのすべてあるいはいくつかの組み合わせについて群間の比較を繰り返す。

　では、多群の比較において「すべての群は等しい」という帰無仮説について検定を行うのはなぜだろうか。それは、これらの群から選び出した 2 群についてのいくつかの組み合わせに対して帰無仮説を検定して次々に比較を行うと、偶然に有意の差があるとする確率、すなわち第一種の誤り（前述）の確率が高くなるからである。

●テューキー（Tukey）型の多重比較では、k 個の群をそれぞれ 2 群ずつ組み合わせ、そのすべての組み合わせについて平均値の比較を行う。この場合、できる組み合わせの数は全部で ${}_kC_2$ 通りある。

　例えば、A～C の 3 群があるとき、このうちから 2 群を取り出す組み合わせは、（A と B、A と C、B と C）の 3 通りある。

> 　個々の仮説の有意水準を α_i、全体の有意水準（帰無仮説：$\mu_1=\mu_2=\cdots=\mu_k$ が正しいのにこれを棄却してしまう確率）を α とする。
>
> k 個の仮説が独立していれば、
>
> $$1-a=\prod_{i=1}^{h}(1-\alpha) \qquad ただし、h={}_kC_2 \qquad \Pi（パイ）は相乗積を示す。$$
>
> $$\prod_{i=1}^{h}\alpha_i=\alpha_1\times\alpha_2\times\cdots\cdots\times\alpha_h$$
>
> ここで、α_i がすべて等しいときには、$1-\alpha=(1-\alpha_i)^h$
>
> もし、α_i が小さければ、　$\alpha=1-(1-\alpha_i)^h\fallingdotseq h\alpha_i$

　例えば、3 群について可能な三つの帰無仮説を $\alpha_i=0.05$ で検定する場合、$\alpha=1-(1-0.05)^3=0.143$ となり、これらの仮説がすべて真であるとしても、どれかの組み合わせで有意差があると判定される確率は約 14.3％ にもなる。

　全体の有意水準を 5％ に維持するには、$\alpha\fallingdotseq h\alpha_i$ で　$\alpha=0.05$、$h=3$ であれば、$\alpha_i=0.0166$ に下げて検定する必要がある。（これを**ボンフェローニ**（Bonferroni）の補正という。）

●ダネット（Dunnett）型の多重比較では、検定の対象となる比較は対照群とそれぞれの実験群との比較だけに限られるので、比較の数は実験群の数すなわち $k-1$ になる。

> $$\alpha=1-(1-\alpha_i)^{k-1}\fallingdotseq(k-1)\alpha_i \qquad \alpha_i=\frac{\alpha}{k-1}$$

　例えば、4 群の実験群（A～D）を対照群 E と比較したい場合には、組み合わせは（A－E、B－E、C－E、D－E）の 4 通りになり、$\alpha=0.05$ で検定する場合、

　　　$\alpha_i=0.05\div4=0.0125$

として検定すればよいであろう。

多群の比較においても、独立した多群の平均値の比較と対応のある多群の平均値の比較で検定方法が異なる。独立した多群の平均値の比較のフローチャートを示す。

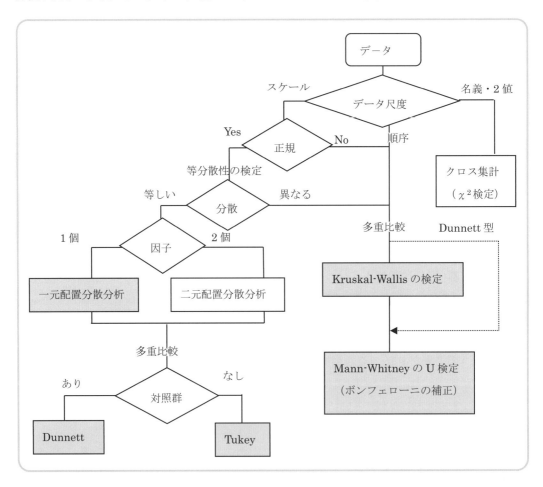

1）一元配置分散分析

　データがスケールデータであり、正規分布する母集団から無作為に得られた標本データがそれぞれ独立しており、すべての母集団の分散が等しいとき、因子が1つの多群の平均値の比較には一元配置分散分析を用いる。名前が示すように、分散分析では不偏分散を用いてばらつきを解析することにより、平均値についての結論を引き出す。

　一元配置分散分析は、すべての群の母集団は同じかどうかを調べることを目的としている。逆に考えると、すべての群のデータがひとつの母集団から得られたものかどうかを検定するものである。

帰無仮説は「すべての群（3群以上）はすべて同じ母集団のものである」ということである。帰無仮説が棄却されれば「すべての群はすべて同じ母集団のものである」ではない、つまり「少なくとも1つの群は、他群と違う母集団のものである」ことになる。

　図のように、比較している3つ以上の群の分布がお互いに大きく離れ、分布の頂点がはっきりと見分けがつく場合は、お互いは、違う分布（すなわち異なる母集団）となる。

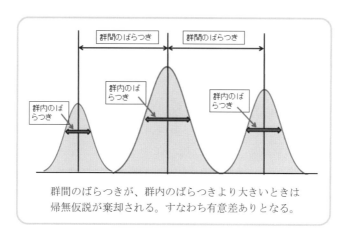

群間のばらつきが、群内のばらつきより大きいときは
帰無仮説が棄却される。すなわち有意差ありとなる。

　また図のように分布の頂点が互いに近づくと頂点の見分けがつかなくなり、ほぼ1つの分布とみなす（つまり同じ母集団）ことになる。

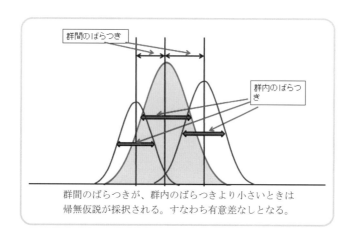

群間のばらつきが、群内のばらつきより小さいときは
帰無仮説が採択される。すなわち有意差なしとなる。

　このように、群間の分散（分布の頂点と頂点の間隔）が群内の分散（分布の平均的広がり）に占める割合Fから、異なる母集団かどうかの検定をしようというのが一元配置分散分析の検定の考え方である。すなわち、比較している3つ以上の群が異なる母集団の群なら、その群の間の間隔（群間の分散）は群内のデータの広がり（群内の分散）に比べて大きくなるからである。

数学的に説明してみる。

> i番目の群のデータを X_{i1}、X_{i2}、……X_{ini} で表す。（下付の添字の前の方は群の番号、後の方はその群の中で何番目という番号を示す）
>
> i番目の群のサンプル数を n_i、 k は群の数（3群なら $k=3$）、 N はすべてのデータ数
>
> i番目の群のデータの平均値は $\overline{X_i} = \dfrac{1}{n_i} \displaystyle\sum_{j=1}^{ni} X_{ij}$
>
> すべての群のデータの全データの平均値は、 $\widetilde{X} = \dfrac{1}{N} \displaystyle\sum_{i=1}^{k} \sum_{j=1}^{ni} X_{ij}$
>
> この全データの平均値と各群のデータの平均値には、次式のような関係が成り立つ
>
> $$\sum_{i=1}^{k} \sum_{j=1}^{ni} (X_{ij} - \widetilde{X})^2 = \sum_{i=1}^{k} (\overline{X}_1 - \widetilde{X})^2 + \sum_{i=1}^{k} \sum_{j=1}^{ni} (X_{ij} - \widetilde{X}_1)^2$$
>
> 左辺は、全データの全平均値からのズレを示しており、右辺の第1項は、各群の平均値の全平均値からのズレ、第2項は各群内でのデータの各群の平均値からのズレを示している。
> すなわち、上式は
>
> 全変動 ＝ $\underbrace{群間の変動}_{S_A^2}$ ＋ $\underbrace{群内の変動（誤差変動）}_{S_E^2}$ を表している。
>
> この群間の変動と群内の変動を各々の自由度で割って群間の分散 σ_A^2（自由度＝$k-1$）、および σ_E^2（自由度＝$N-k$）を計算する。
>
> $$\sigma_A^2 = \frac{S_A^2}{k-1} \qquad \sigma_E^2 = \frac{S_E^2}{N-k}$$
>
> σ_A^2 は分布と分布の頂点のばらつきを表しており、群と群の分散を示しているので群間の分散と言う。一方 σ_E^2 は分布そのもののばらつきを示しているので、群内の分散と呼ばれている。この2つの分散の比が、統計量 F となる。
>
> $$F = \frac{\sigma_A^2}{\sigma_E^2}$$

統計量 F は、第1自由度＝$k-1$、第2自由度＝$N-k$のF分布に従う。
このF分布をもとにして、群内での分散に比べて群間の分散が大きいとき、群間の平均値には差があるといえる。いいかえると、

$F = \dfrac{群間変動}{群内変動} \gg 1$ のとき、グループ間の平均値には差があるといえる。

$F = \dfrac{群間変動}{群内変動} \fallingdotseq 1$ のとき、グループ間の平均値には差があるとはいえない。

一元配置分散分析を行った場合の分散分析表を示す。

分散分析表

変動要因	偏差平方和	自由度	分散	分散比
群間変動	S_A^2	$df_A = k-1$	$\sigma_A^2 = S_A^2/df_A$	$F = \sigma_A^2/\sigma_E^2$
群内変動	S_E^2	$df_E = N-k$	$\sigma_E^2 = S_E^2/df_E$	
全変動	$S_T = S_A^2 + S_E^2$	$df_T = N-1$		

　一元配置分散分析の例として、次に示すように、労働者の肥満度を正常群・軽度肥満群・重度肥満群の３つに分類し、各々の群の血液中の中性脂肪：T.G.（mg/dL）を測定したとする。

　肥満度による３つの群の中性脂肪の平均値に差があるかを検定する。この例題では、中性脂肪の値は正規分布を示し、等分散性が認められるので、一元配置分散分析を行う。

労働者の肥満度による３群の中性脂肪値（mg/dL）

被験者番号	正常群	軽度肥満群	重度肥満群
1	115	136	175
2	128	147	182
3	136	148	214
4	142	153	196
5	116	128	187
6	120	143	193
7	143	168	167
8	122	160	155
9	138	132	176
10	141	140	184
11	116	138	193
12	124	128	201

　帰無仮説は「正常群、軽度肥満群、重度肥満群３群の母集団は同じ」として検定する。

　例題の分散分析表が下のように得られたとする。

分散分析：一元配置

概要

グループ	標本数	合計	平均	分散
列1	12	1541	128.4167	120.4469697
列2	12	1721	143.4167	155.1742424
列3	12	2223	185.25	251.2954545

分散分析表

変動要因	変動	自由度	分散	観測された分散比	P－値	F境界値
グループ間	20820.22222	2	10410.11	59.26996679	1.19E－11	3.284918
グループ内	5796.083333	33	175.6389			
合計	26616.30556	35				

列1は正常群、列2は軽度肥満群、列3は重度肥満群を示す。

この分散分析P-値をみると、$1.19E-11=0.0000000000119$ でとても小さな値である。この値は危険率（有意水準）0.05と比較するとはるかに小さい値なので、帰無仮説である「正常群、軽度肥満群、重度肥満群3群の母集団は同じ」は棄却され、「すべての群（3群）はすべて同じ母集団のものである」ではない、つまり「少なくとも1つの群は他群と違う母集団のものである」ことになる。一元配置分散分析の結果はここまでである。

> 統計ソフトでの「一元配置分散分析」の判断手順は
> ①帰無仮説：すべての群の平均値は同じ
> ②統計ソフトで、F値と有意確率 p を計算する
> ③有意確率 p の判断：$p<0.05$ のとき　帰無仮説は棄却・有意差あり
> 　　　　　　　　　　　$p\geqq0.05$ のとき　帰無仮説は採択・有意差なし

では、どの群とどの群に差があるのかは、前述のテューキーまたはダネットの多重比較を行わないとわからない。

この例題の場合は正常群を対照群として、比較するのでダネットの多重比較をする。

危険率 α（有意水準）$=0.05$ とすると、組み合わせは正常群（対照群）と軽度肥満群、正常群（対照群）と重度肥満群になるので、

$\alpha_i=0.05\div2=0.025$ 　　　　となる。

独立した2群の比較で、母分散が等しいときは「Student の t 検定（第7章参照）」を行い、Bonferroni の補正値と比較する。

正常群と軽度肥満群の検定結果と、正常群と重度肥満群の検定結果を示す。

正常群と軽度肥満群の検定結果

t-検定：等分散を仮定した2標本による検定

正常群と軽度肥満群

	変数1	変数2
平均	128.4166667	143.4166667
分散	120.4469697	155.1742424
観測数	12	12
プールされた分散	137.8106061	
仮説平均との差異	0	
自由度	22	
t	-3.129864692	
$P(\text{T}<=t)$ 片側	0.002436178	
t 境界値 片側	1.717144335	
$P(\text{T}<=t)$ 両側	0.0048872356	
t 境界値 両側	2.073873058	

正常群と重度肥満群の検定結果

t-検定：等分散を仮定した2標本による検定

正常群と重度肥満群

	変数1	変数2
平均	128.4166667	185.25
分散	120.4469697	251.2954545
観測数	12	12
プールされた分散	185.8712121	
仮説平均との差異	0	
自由度	22	
t	-10.21110374	
$P(\text{T}<=t)$ 片側	4.12161E-10	
t 境界値 片側	1.717144335	
$P(\text{T}<=t)$ 両側	8.24322E-10	
t 境界値 両側	2.073873058	

正常群と軽度肥満群の検定：p 値は $0.004872 < 0.025$

正常群と重度肥満群の検定：p 値は $8.24325E-10 = 8.2432 \times 10^{-10} < 0.025$

であって、正常群と軽度肥満群および正常群と重度肥満群の検定において、有意差が認められ、軽度肥満群は正常群に比べ中性脂肪が有意に高く、また重度肥満群も正常群に比べ有意に中性脂肪が高いことになる。

統計ソフトでの「student の t 検定」の判断手順は

 ①帰無仮説：2 群の平均値に差がない

 ②統計ソフトで、t 値と有意確率 p を計算する

 ③有意確率 p の判断：

   $p<$ボンフェローニ(Bonferroni)の補正値のとき 帰無仮説は棄却・有意差あり

   $p\geqq$ボンフェローニ(Bonferroni)の補正値のとき 帰無仮説は採択・有意差なし

標本が正規分布する母集団から得られたものであると仮定できない場合は、ノンパラメトリック検定を用いる。

1）Kruskal-Wallis 検定（Kruskal-Wallis One-Way Analysis of Variance）

正規分布しない2群を比較するのに Mann-Whitney の U 検定を用いたように、多群の比較でも順位を利用するのが適切である。すべての対の比較に用いられる Kruskal-Wallis 検定は順位を用いた一元配置分散分析で、次の手順による。

帰無仮説：$\overline{R_1} = \overline{R_2} = \cdots\cdots \overline{R_k}$（すべての群の平均ランクは同じ）

---

k 群の標本数を n_1、n_2、$\cdots$、nk とする。

全標本（データ数 $N = n_1 + n_2 + \cdots n_k$）を小さい順に並べて順位をつける。

同順位の場合は平均順位とし、同順位の数を m、同順位の各組のデータ数を t_h とする。

第 i 群（$i = 1$、2、$\cdots$、k）の j 番目（$j = 1$、2、$\cdots$、n_i）のデータの順位を r_j、順位和を R_i とし、

各群の平均ランクを求める。　　　$\overline{R_i} = \dfrac{1}{n_i} R_i$　ただし　$R_i = \sum_{j=1}^{n_i} r_j$

検定統計量 H を、次の式により求める。

$$H = \frac{\dfrac{12}{N(N+1)} \sum_{i}^{k} \dfrac{R_i^2}{n_i} - 3(N+1)}{1 - \dfrac{\sum_{h=1}^{m} (t_h^3 - t_h)}{N^3 - N}}$$

検定統計量 H は、帰無仮説のもとで近似的に自由度 $k-1$ の χ^2 分布をするという性質を利用し、平均ランクの差を検定する。

$H \geq \chi^2$（有意水準 $= \alpha$、自由度 $= k-1$）のとき帰無仮説を有意水準 a で棄却できる。

統計ソフトでの「Kruskal-Wallis 検定」の判断手順は

　　④帰無仮説：すべての群の平均ランクは同じ

　　⑤統計ソフトで、H 値と有意確率 p を計算する

　　⑥有意確率 p の判断：$p < 0.05$ のとき　帰無仮説は棄却・有意差あり

　　　　　　　　　　　　　$p \geq 0.05$ のとき　帰無仮説は採択・有意差なし

帰無仮説が棄却された場合、2群の比較で用いた Mann-Whitney の U 検定を利用し、有意水準 α を組み合わせの数で割った値に下げて（Bonferroni の補正）その後の検定を行う。

2) Mann-Whitney の U 検定

多群の標本の比較では、

- ・対照データ（偽薬を投与した）と種々の介入（濃度を変えた投薬）の比較
- ・隣り合う 2 群の比較
- ・最大値と各群の比較

など、すべての組み合わせの比較には意味がない場合がほとんどである。

こうした比較では、Kruskal-Wallis 検定では全群のデータを同時に比較してしまい、補正が過剰にかかってしまう。

このような場合は、有意確率を実験群の数で割った値に下げて（Bonferroni の補正）Mann-Whitney の U 検定（第 7 章参照）を行う。

k 個の群で比較を行うときは、組み合わせの数は ${}_kC_2$ である。個々の仮説の有意水準を α_i とすると、$\alpha_i = \alpha \div {}_kC_2$ として検定すればよい。

例えば、3 群の実験群を対照群と比較したい場合には、$\alpha = 0.05$ で検定する場合、$\alpha_i = 0.05 \div 3 = 0.017$ として検定すればよい。

統計ソフトでの「順位和検定（Mann-Whitney の U）検定」の判断手順は

①帰無仮説：2 群の平均ランクに差はない

②統計ソフトで z 値と有意確率 p を計算する

③有意確率 p の判断：

$p <$ ボンフェローニ(Bonferroni)の補正値のとき　帰無仮説は棄却・有意差あり

$p \geqq$ ボンフェローニ(Bonferroni)の補正値のとき　帰無仮説は採択・有意差なし

第 **11** 章

重回帰分析

第11章

重回帰分析

　多変量解析には多くの手法があるが、解析の目的によって、予測型手法と分類型手法に大きく分類される。

　予測型手法は、ある従属変数を複数の独立変数の値を用いて予測する場合である。予測型手法の代表例として**重回帰分析**（multi-regression analysis）について紹介する。

1　重回帰モデル

　回帰分析とは、変数 X（独立変数）から変数 Y（従属変数）への影響の程度を、回帰方程式を用いて分析する手法である。

　例えば、従属変数を血圧として、肥満度・食塩の摂取量・毎日摂取する食事のカロリー・運動習慣や運動の強度・喫煙・飲酒などの独立変数の影響度を求め、血圧を推定する。

> 　**従属変数**とは、説明したい変数を指す。また**独立変数**とは、これを説明するために用いられる変数のことである。
>
> 　$y = ax + b$　の直線の場合、y が従属変数で、x が独立変数である。
>
> すなわち、x は値が自由に変化するが、y は x が決まると x に従って決定される。
>
> 　独立変数が1つならば単回帰分析、2つ以上ならば重回帰分析と呼ぶことがある。

　我々は現実のデータに対して一定の数式化できるモデル（予測式）を置いていることになる。

　ある従属変数 Y を p 個の独立変数から予測するが、まずは $p=1$ から考えてみよう。$p=1$ の場合は、単回帰分析のモデルが考えられる。その数式は、以下のように表わせる。

$$Y = b_0 + b_1 X$$

　これを拡張すると、以下のような重回帰モデルとなる。

$$Y = b_0 + b_1 X_1 + b_2 X_2 + \cdots b_k X_k$$

Y	：従属変数
X_1、X_2、$\cdots X_k$	：独立変数
b_0	：定数項
b_1、b_2、$\cdots b_k$	：（偏）回帰係数
k	：独立変数の個数

この式の意味は、たとえば Y が血圧として、X_1、X_2、……… X_k が個人の血圧に与える影響の因子（たとえば肥満度や食塩摂取量など）ということになる。その関係の程度は b_1、b_2、……… b_k であり、たとえば肥満度が変わっても食塩摂取量は同程度に血圧に関与すると仮定している。

独立変数 X は性別のような2値データ、あるいは食塩摂取量のようなスケール尺度である必要がある。多値の名義尺度や順序尺度の場合は、次章のロジスティック回帰分析の項で述べるダミー変数に置き換える必要がある。

重回帰モデルでの回帰係数、b_1、b_2、……… b_k は偏回帰係数と呼ばれている。これらの係数を決定するのには最小二乗法が用いられる。つまり、実測値と予測値の差の二乗の合計が最小となるような偏回帰係数を求める。

2 検定

帰無仮説は、「$b_1 = b_2 = \cdots\cdots = b_k = 0$（どの独立変数も従属変数に影響を与えない）」である。

計算手順を示す。
統計量 F 値を次式で求め、その分布が自由度（k、$N-k-1$）の F 分布に従うことを利用して検定を行う。

$$F = \frac{(N-k-1)R^2}{k(1-R^2)} \quad N : \text{データ数}$$

帰無仮説が棄却された場合（係数が有効である場合）は、個々の偏回帰係数の検定を行う。

モデルの適合度も検討する必要がある。実測値と予測値の相関係数を重相関係数 R と呼ぶ。予測値を横軸、実測値を縦軸とする散布図を想像すると良いであろう。当然、重相関係数 R（$0 \leq R \leq 1$）は1に近い方がよい。つまり、独立変数がどの程度従属変数を説明するかの指標になっている。

重回帰分析の検定はパラメトリックであり、実測値と予測値の誤差が正規分布することが仮定されている。

1) 重要な変数と不要な変数

従属変数 Y を予測するために重回帰分析の適用を考えたときに、独立変数に用いようとしている変数が3つ（X_1、X_2、X_3）あるとする。このとき3つの変数をすべて使わなくても X_1、X_2 の2つの独立変数で Y を予測でき、X_3 は不要ではないかということを検討するのが変数選択の問題である。

不要な変数を含んだ回帰式、それとは逆に有効な変数を含んでいない回帰式は、どちらにしても予測精度が悪くなる。したがって、有効な変数と不要な変数を選別し最適な回帰式を探索することは、重回帰分析を用いる場合重要な問題である。

2) 独立変数の選択方法

独立変数選択の方法は、大きく3つに分けられる。

　a　変数指定法
　b　総当たり法
　c　逐次選択法

aの変数指定法は、専門的に重要なあるいは妥当と思われる独立変数を、解析者が自ら選んで解析する手順である。例えば身長に対して、年齢・性別・体重の3つが必ず影響すると確信できるときは、最初からこれらの組み合わせで重回帰分析を行う。しかし、変数の組み合わせに関する予備知見がないときや、多数の変数群から有効なものを絞りこみたいときは、総当たり法や逐次選択法の手法を用いる。

bの総当たり法は、独立変数のすべての組み合わせを考え、最も良好なモデルを探す方法である。この手法は絶対的に良いモデルを構築することが可能だが、独立変数の数の増加で組み合わせ数が膨大となってしまうので、計算に時間がかかる欠点がある。たとえば、独立変数の数 $p=5$ のときには31通り、$p=10$ のときには1,023通り、$p=20$ のときには1,048,575通り、$p=30$ のときには1,073,741,823通りのモデルを作って比較する必要がある。

cの逐次選択法は、ステップワイズ法（stepwise method）ともよばれ、独立変数をとりこんだり除いたりして、少しずつ適したモデルに近づけようという方法である。この方法の利点は、検討すべき組み合わせの数が総当たり法に比べて圧倒的に少なくてすむ上に、比較的最適なモデルが構築できる点にある。しかし欠点としては総当たり法に比べると精度の高いモデルができるとはかぎらない点にある。

逐次選択法には、大きく分けると以下の4つの方法がある。これらのすべての手法で有意水準 p 値や F 値を決めて、それをもとに変数を棄てたり入れたりして選択する。

c−1　変数増加法
変数増加法（前進選択）は、1つずつ独立変数を追加していく方法である。

> 具体的には、
> ①独立変数がまったく選ばれていない状態から出発する。
> ②ある基準（p 値または F 値）を満たすような独立変数を選ぶ。一般的には p（有意確率）＝0.05、F（分散比）＝2.0 とすることが多い。
> ③②で選ばれた独立変数と、もう1つの独立変数を用いるとして、最も基準を満たすような独立変数を追加する。
> ④③迄で選ばれた2つの独立変数と、次に最も基準を満たす独立変数1つを追加する。
> ⑤以下、これをくり返す。
> ⑥基準を満たす独立変数がなくなったところで終了となる。

c−2　変数減少法
変数減少法（後退消去）は、変数増加法とは逆に1つずつ独立変数を除外していく方法である。

> 具体的には、
> ①すべての独立変数をとりこんだモデルから出発する。
> ②最も基準を満たさない独立変数を選んで除外する。ここで基準は p（有意確率）＝0.05、Fin＝2.5、Fout＝2.0 が一般的である。
> ③②で残った独立変数の中から、再び最も基準を満たさない独立変数を選んで除外する。
> ④以下同様に行っていく。
> ⑤基準を満たしたところで終了となる。

c－3　変数増減法

　変数増減法は、独立変数をとりこんだり除いたりして、少しずつ良いモデルに近づけようという方法である。上記の2つの手法よりも複雑だが、適切なモデルが作られる可能性は高い特徴を有す。

　この手法では p 値（有意水準）や F 値を用いる。具体的に F 値を用いる方法で説明する。一般的には $F=2.0$ を用いる。変数増減法では Fin $=2.5$、Fout $=2.0$ が一般的である。

①独立変数がまったく選ばれていない状態から開始する。

② p 個の独立変数のうち、従属変数に対して相関係数が最も大きい独立変数を選択し、この偏回帰係数の F_0 値が、

　　$F_0 \geqq$ Fin ならば、その独立変数を X_1 とする。そして③へ。

　　$F_0 <$ Fin ならば、解析は終了。

③残りの $p-1$ 個の独立変数を1つずつとり上げ、その中で最大の F_0 を示す独立変数が、$F_0 \geqq$ Fin ならば、その独立変数を X_2 とする。そして④へ。

　　$F_0 <$ Fin ならば、X_1 だけを選択して、解析は終了。

④選択された独立変数 X_1、X_2 に対して、X_2 以外の（この場合は X_1）偏回帰係数のうちで、最小の F_0 を示す独立変数が、

　　$F_0 \geqq$ Fout ならば、その独立変数を X_2 とする。そして⑤へ。

　　$F_0 <$ Fout ならば、X_1 を除外し、X_2 を X_1 として③へ。

⑤残りの $p-2$ 個の独立変数を1つずつとり上げ、その中で最大の F_0 を示す独立変数が、

　　$F_0 \geqq$ Fin ならば、その独立変数を X_3 とする。そして⑥へ。

　　$F_0 <$ Fin ならば、X_1、X_2 だけを選択して、解析は終了。

⑥選択された独立変数 X_1、X_2、X_3 に対して、X_3 以外の（この場合は X_1 と X_2）偏回帰係数のうちで、最小の F_0 を示す独立変数が、

　　$F_0 \geqq$ Fout ならば、その独立変数を X_2 とする。そして⑦へ。

　　$F_0 <$ Fout ならば、その独立変数（X_1 または X_2）を除外し、残りを X_1、X_2 として⑤へ。

⑦以降、⑤～⑥の手順に習って独立変数を1つずつ増やしながらくり返していく。

---

c－4　変数減増法

　これはすべての変数が選ばれている状態から始め、変数増減法の逆の手順で行う。

4 重回帰分析の解釈例

例としてある生活習慣病の調査データがあったとする。血圧や検査結果から生物学的年齢を予測できれば、健康指導に役立つと考えられる。「生物学的年齢」の式を求めてみよう。例題として次のようなデータがあるとする。

生活習慣病の調査

No	Age	bpu	bpl	tcho	hdlc		No	Age	bpu	bpl	tcho	hdlc
1	75	150	84	231	50		26	66	180	100	258	75
2	82	150	70	237	58		27	52	122	78	172	62
3	84	150	80	209	45		28	41	120	80	220	43
4	55	140	80	195	55		29	69	140	80	148	52
5	53	108	50	210	68		30	59	140	80	153	59
6	74	160	75	196	35		31	62	130	80	198	46
7	75	120	80	175	42		32	60	128	80	260	78
8	80	144	70	258	63		33	75	120	80	194	55
9	74	158	76	176	69		34	66	144	86	183	51
10	75	146	76	140	47		35	83	130	74	216	33
11	79	150	74	296	51		36	80	132	62	210	47
12	76	154	82	232	39		37	63	116	64	179	37
13	64	130	70	187	66		38	73	134	62	233	43
14	64	104	72	151	62		39	73	100	60	151	46
15	68	132	72	163	46		40	67	140	60	193	58
16	46	120	80	152	55		41	64	140	70	274	65
17	84	140	80	175	56		42	76	138	80	167	41
18	65	140	80	160	76		43	74	150	80	232	37
19	73	120	68	192	33		44	60	140	80	154	54
20	68	130	80	204	34		45	47	144	100	226	53
21	44	120	62	153	59		46	68	154	88	221	62
22	66	120	80	250	61		47	71	170	90	183	56
23	76	142	80	210	49		48	81	130	80	146	40
24	62	188	90	210	54		49	78	164	80	262	73
25	62	144	88	231	50		50	59	108	62	255	39

(mmHg) (mmHg) (mg/dl) (mg/dl)　　(mmHg) (mmHg) (mg/dl) (mg/dl)

従属変数を年齢［age］、 独立変数を最高血圧［bpu］、最低血圧［bpl］、総コレステロール［tcho］、HDLコレステロール［hdlc］の4変数とし、ステップワイズ・変数増減法で解析する。

統計ソフトSPSSでの解析結果で説明していく。

1）モデルの適合度評価の解釈

●変数の選択

最初のモデル1では、最高血圧［bpu］が組み込まれ、モデル2ではHDLコレステロール［hdlc］、モデル3では最低血圧［bpl］が採用され、総コレステロールは採用されなかった。

投入済み変数または除去された変数[a]

モデル	投入済み変数	除去された変数	方法
1	bpu		ステップワイズ法（基準：投入するFの確率$< = .050$、除去するFの確率$> = .100$）。
2	hdlc		ステップワイズ法（基準：投入するFの確率$< = .050$、除去するFの確率$> = .100$）。
3	bpl		ステップワイズ法（基準：投入するFの確率$< = .050$、除去するFの確率$> = .100$）。

a. 従属変数 Age

●モデルの適合度

Rは**重相関係数**（multiple correlation coeffcient）を表す。

これは、重回帰式の当てはまりのよさを示す。重相関係数は重回帰式から得られる予測値と実測値の相関係数であり、$0 \leq R \leq 1$の範囲をとる。Rが1に近づくほど当てはまりが良い重回帰式であると判定する。重相関係数Rは、独立変数の数pが多くなると、1になってしまう性質があるので、当てはまりのよさの指標としては役に立たなくなる。

R^2は**決定係数**（coefficient of determination）を表す。これは、分散に対する予測値の分散の割合で、回帰モデルの適合性を評価する指標となる。前述のRを2乗して求めるほうが簡単である。また決定係数は$R^2 \times 100\%$とした寄与率（proportion）で表すこともある。重相関係数と決定係数は同じ意味をもつのでどちらか一方を示せばよいが、どちらかといえば決定係数を表記する方がよいであろう。決定変数も独立変数が多くなると1に近づく性質がある。

モデル要約[d]

モデル	R	$R2$乗	調整済み$R2$乗	推定値の標準誤差	Durbin-Watson
1	.297[a]	.088	.069	10.280	
2	.426[b]	.182	.147	9.843	
3	.504[c]	.254	.206	9.496	1.836

a. 予測値：（定数）、bpu
b. 予測値：（定数）、bpu, hdlc
c. 予測値：（定数）、bpu, hdlc, bpl
d. 従属変数 Age

自由度調整済み重相関係数R'^2（multiple correlation coefficient adjusted for the degrees of freedom）は、重相関係数や決定変数の独立変数が多くなると1に近づいて役に立たなくなる問

題を解決する。すなわち、独立変数の数 p とデータの例数 n によって補正した以下の式を用いるからである。

$$R'^2 = 1 - \frac{n-1}{n-p-1} \, (1 - R^2)$$

理想的には、重相関係数 $R > 0.7$、決定係数 $R^2 > 0.5$、また自由度調整済み重相関係数 $R'^2 > 0.5$ であるが、例題のモデル 3 では $R = 0.504$、決定係数 $R^2 > 0.254$、自由度調整済み重相関係数 $R'^2 = 0.206$ であった。

2) 分散分析表の解釈

モデル 1、2、3 は変数を 1 つずつ増やしたり減らしたりした時の経過を示している。

最終的に採用された最適なモデルは最終ステップ 3 に示されている。

分散分析の有意確率が $p < 0.05$ であれば、役に立つモデルであることを示す。例題では、モデル 3 の有意確率が 0.003 なので、役に立つモデルとなる。

分散分析[a]

モデル		平方和	自由度	平均平方	F 値	有意確率
1	回帰	490.879	1	490.879	4.645	.036[b]
	残差	5072.501	48	105.677		
	合計	5563.380	49			
2	回帰	1009.876	2	504.938	5.212	.009[c]
	残差	4553.504	47	96.883		
	合計	5563.380	49			
3	回帰	1414.984	3	471.661	5.230	.003[d]
	残差	4148.396	46	90.183		
	合計	5563.380	49			

a. 従属変数 Age
b. 予測値：（定数）、Bpu。
c. 予測値：（定数）、Bpu, hdlc。
d. 予測値：（定数）、Bpu, hdlc, bpl。

3) 係数の解釈

この表では、標準偏回帰係数が有意であるか有意でないかが問題となる。

独立変数の標準編回帰係数がすべて $p < 0.05$ であれば、モデルは役に立つことになる。

独立変数の有意確率が $p > 0.05$ であれば、その変数を除いて再度解析を行うことになる。

例題では［bpu］、［hdlc］、［bpl］のいずれも $p < 0.05$ なので役に立つモデルとなる。

出力された係数（係数 a）

モデル		標準化されていない係数		標準化係数	t 値	有意確率	B の 95.0%信頼区間		相関			共線性の統計量	
		B	標準誤差	ベータ			下限	上限	ゼロ次	偏	部分	許容度	VIF
1	（定数）	43.917	11.186		3.926	.000	21.427	66.407					
	bpu	.174	.081	.297	2.155	.036	.012	.336	.297	.297	.297	1.000	1.000
2	（定数）	54.016	11.565		4.671	.000	30.751	77.281					
	bpu	.209	.079	.356	2.650	.011	.050	.367	.297	.361	.350	.964	1.038
	hdlc	− .283	.122	− .311	− 2.315	.025	− .529	− .037	− .243	− .320	− .305	.964	1.038
3	（定数）	65.890	12.485		5.277	.000	40.759	91.022					
	bpu	.326	.094	.556	3.468	.001	.137	.514	.297	.455	.442	.630	1.586
	hdlc	− .281	.118	− .309	− 2.384	.021	− .518	− .044	− .243	− .332	− .304	.964	1.038
	bpl	− .366	.173	− .336	− 2.119	.039	− .713	− .018	− .041	− .298	− .270	.645	1.551

a. 従属変数 Age

4) モデルの構築

「標準化されていない係数（非標準化係数）B」を用いて、重回帰式が構築できる。

例題では、［年齢］＝65.89＋0.326×［最高血圧］−0.281×［HDL コレステロール］−0.366×［最低血圧］となる。

5 多重共線性（multicollinearity）

　独立変数が互いに強い関連があるとき、重回帰モデルの信頼性が悪くなる。これを多重共線性といい、変数選択をする場合の前提では多重共線性を考慮しておかなければならない。

　多重共線性は、

①独立変数間に相関係数 $r \fallingdotseq 1$ の強い関係がみられるとき

②ある独立変数と（それらの従属変数に見立てた）その他の独立変数との重相関係数 $R \fallingdotseq 1$ のとき

③独立変数の個数が標本の大きさに比べて大きいとき

に生じることがある。

　多重共線性の確認法としては、

①独立変数間に相関係数 $r \fallingdotseq 1$ となるような変数が存在するかどうか

②モデルの R^2 がきわめて高いにも関わらず従属変数と各独立変数の間の偏相関係数が $|r| = 0.1$ 前後を示すようなことはないか

がある。このような場合はいずれかの変数を削除してみるとよい。

　客観的な判断基準としては、**分散インフレ係数**または**分散拡大要因**（variance inflation factor：**VIF**）がある。たとえば、従属変数を Y、独立変数 X_1、X_2、X_3、X_4 で構築された重回帰モデルがあるとする。

　X_1 を従属変数、残りの X_2、X_3、X_4 を独立変数とした重回帰モデルを構築し、重相関係数 R_1 を求める。これを利用して、以下の式で VIF を求める。

$$VIF_1 = \frac{1}{(1 - R_1^2)}$$

　この時、$VIF_1 \geqq 10$ となるようであれば、X_1 を除いたほうがよいというものである。これを順次くり返して、すべての変数について VIF を求める。例題のモデル 3 では、$VIF < 2.0$ なので多重共線性に問題はない。

出力された係数（係数 a）

モデル	標準化されていない係数		標準化係数	t 値	有意確率	B の 95.0%信頼区間		相関			共線性の統計量	
	B	標準誤差	ベータ			下限	上限	ゼロ次	偏	部分	許容度	VIF
1 （定数）	43.917	11.186		3.926	.000	21.427	66.407					
bpu	.174	.081	.297	2.155	.036	.012	.336	.297	.297	.297	1.000	1.000
2 （定数）	54.016	11.565		4.671	.000	30.751	77.281					
bpu	.209	.079	.356	2.650	.011	.050	.367	.297	.361	.350	.964	1.038
hdlc	− .283	.122	− .311	− 2.315	.025	− .529	− .037	− .243	− .320	− .305	.964	1.038
3 （定数）	65.890	12.485		5.277	.000	40.759	91.022					
bpu	.326	.094	.556	3.468	.001	.137	.514	.297	.455	.442	.630	1.586
hdlc	− .281	.118	− .309	− 2.384	.021	− .518	− .044	− .243	− .332	− .304	.964	1.038
bpl	− .366	.173	− .336	− 2.119	.039	− .713	− .018	− .041	− .298	− .270	.645	1.551

a. 従属変数 Age

6　重回帰分析を行う場合の注意点

①独立変数の単位に注意しよう。単位が異なるのであれば、回帰係数には意味がなくなる。また、そのような場合には標準偏回帰係数を用いて解釈をしよう。

②たくさんある変数のうち、どの変数が独立変数として適当であるかを見極める際には「ステップワイズ分析」を行う。これは、独立変数を自動的に選択する手法である。

③独立変数のうち、相互の相関係数の高いもの同士は、同時に独立変数として用いてはいけない。相関係数が高いということは「似たものを測定している」と考えることができるので、両方を同時に独立変数に加えることには意味はない。

④相関係数の絶対値が1に近い変数の間には「多重共線性（multicoliniality）がある」という。多重共線性のある変数を同時に独立変数に加えることは、上のような理由で意味がない上に、重回帰式を計算することが不可能になったり、計算できても誤差が大きくなる場合があるので避けるべきである。

⑤重回帰分析を行なう前には、必ず独立変数の候補となる変数同士の相関係数を求めたり、散布図を描いて検討しよう。

⑥SPSS では多重共線性の指標として VIF が利用できる。この値が極端に大きい場合は、それらの変数同士に高い相関関係があると考えられるので、どちらかの変数を削るか、あるいは2つの変数の平均を新しい変数として用いるなどの工夫が必要になる。

第 **12** 章

多重ロジスティック回帰分析

第12章

多重ロジスティック回帰分析

重回帰分析では、従属変数 Y は血圧のようなスケールであり、検定のために正規性が要求された。しかし、医療に関係する分野では、たとえば癌になるかならないかといった、2値（0または1）の結果が評価対象になる場合も多い。

従属変数が、癌になるか／ならないか、などの2値データの場合に用いられるのが**多重ロジスティック回帰分析**（multi-logistic regression analysis）である。

ところで、個別の結果は2値（癌になるか／ならないか）であるが、全体としての割合は0%から100%の連続した数値となる。たとえば同様の環境下でも癌になる人とならない人が存在する。予想としては癌になりやすい環境の人に癌の「割合」が多くなる。よって多重ロジスティック回帰分析では、環境が悪化するにしたがって従属変数（癌の発生率）は0%から100%に次第に上昇する数値データとしている。

ロジスティック回帰分析のもう1つの特徴は、独立変数 X_i が正規分布しなくてもよいので応用範囲が広いことである。また、独立変数 X_i は原因の有無という2値データでもかまわない。ただし、順序や名義データのままでは使えない。

1 多重ロジスティック曲線

癌のような生活習慣病は単一の原因によって発生することは少なく、多くの複合要因により発生する。

病気の発生率を P、個々の原因を X_i、原因が k 個あるとするとその数式は、以下のように表わせる。

$$P = f\,(\text{定数},\ X_1、X_2、\cdots X_i、\cdots X_k)$$

X_i と P の関係は直線的ではなく、S字型カーブとなる場合が多いことが知られている。このS字カーブは、疾病の原因が存在しても、ある一定のところまでは人間のもつ免疫力や恒常性により病気にはならないが、原因がある程度を越えると急に疾病の割合が増加することを示している。

X 軸が健康なライフスタイルのように疾病を抑制する因子の場合には、この曲線が右下がり

となる。

　このような曲線はロジスティック曲線と呼ばれている。

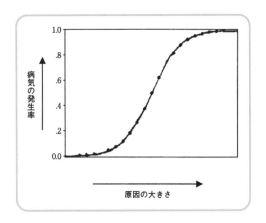

　数式で表すと以下のようになる。

$$P = \frac{1}{1 + e^{-(b_0 + b_1 X_1 + b_2 X_2 + \cdots + b_k X_k)}}$$

b_0 は定数であり、係数 b_i が負の値の場合は抑制因子となる。

　この式を変形すると、次の式が得られる。

$$\frac{P}{1-P} = e^{b_0} \times e^{b_1 X_1} \times e^{b_2 X_2} \times \cdots\cdots \times e^{b_i X_i} \times e^{b_k X_k}$$

　左辺は、疾患の発生する率（P）を発生しない率（$1-P$）で割った値なので、オッズとなる。
　右辺の $e^{b_i X_i}$ は個々の原因のオッズとなる。
e^{b_0} は基底または未知原因のオッズ比に当たる。

　また、X_i が2値データの場合には、
　　原因に暴露されたとき $[X_i = 1]$ のオッズは Exp（$b_i \times 1$）＝Exp（b_i）
　　原因に暴露されていないとき $[X_i = 0]$ のオッズは Exp（$b_i \times 0$）＝1　　となる。
　　この比、Exp（b_i）はオッズ比となる。

オッズ比（Odds ratio）

ロジスティック回帰分析を実行すると、独立変数の回帰係数からオッズ比が計算される。オッズ比は、異なる条件間における事象の発生確率の比をあらわすため、たとえば、「喫煙する人は、喫煙しない人に対して病気になるリスクが2倍になる」などのように、○○倍というわかりやすい指標で、データを解釈したり説明したりすることができる。オッズ比は、ある事象の起こりやすさを2つの群で比較して示す統計学的な尺度である。

オッズとは、ある事象の起こる確率を p として、$\dfrac{p}{1-p}$ の値をいう。

オッズ比とは、ある事象の、1つの群ともう1つの群とにおけるオッズの比として定義される。事象の両群における確率を p（第1群）、q（第2群）とすれば、

オッズ比は $\dfrac{\dfrac{p}{1-p}}{\dfrac{q}{1-q}} = \dfrac{p(1-q)}{(1-p)q}$　で示される。

オッズ比は医学の臨床試験や疫学でも結果を示す方法としてよく用いられる。

疫学の例で示すと、食中毒の発生において疑わしい食品を食べた群と食べない群の食中毒発生率が以下のようであったときのオッズ比は

要因 （容疑食品）	疾病（食中毒）		
	あり（人）	なし（人）	合計（人）
あり（食べた）	a (140)	b (10)	$a+b$ (150)
なし（食べない）	c (10)	d (240)	$c+d$ (250)
合計	$a+c$ (150)	$b+d$ (250)	n (400)

b および c には記憶違いも含まれる

$n = a+b+c+d$

オッズ比 $= \dfrac{要因ありのオッズ}{要因なしのオッズ} = \dfrac{\dfrac{a}{b}}{\dfrac{c}{d}} = \dfrac{a \times d}{b \times c} = 336$　となる。

この例では食中毒の容疑食品を食べた人は、食べなかった人に対して336倍食中毒になる可能性があることを示す。

さらに、前述の式の両辺を対数に変換すると以下の式になる。

$$\log\left(\frac{P}{1-P}\right) = b_0 + b_1 X_1 + b_2 X_2 + \cdots + b_k X_k$$

ロジスティック回帰分析で、この式の係数は、最尤法（maximum likelihood method：与えられた標本値に対して尤度を最大にするようにパラメータを推定する方法）を用いて求める。

例えば、ある事象が発生する場合を $y=1$、発生しない場合を $y=0$ とする。

ある事象が発生する率を P とするとき、i 番目のサンプルに対して、$P_i^{y_i}(1-P_i)^{1-y_i}$ の計算を考える。

これをすべてのサンプルについて積を計算した $\displaystyle\prod_{i=1}^{n} P_i^{y_i}(1-P_i)^{1-y_i}$ を尤度、又は尤度関数という。

この尤度が最大になるようにパラメータの値を決める方法を最尤法という。

2 変数選択の方法

変数選択の方法としては
  ①強制投入法
  ②変数増加（減少）法：尤度比
  ③変数増加（減少）法：Wald
  ④変数増加（減少）法：条件付　　　　などがある。

①の**強制投入法**は、解析者が任意に独立変数を決めて解析する方法である。

②の**尤度比**とは、変数選択の基準として最も望ましい指標である。したがって、とくにこだわりがないかぎり②を選べばよいであろう。

尤度比検定（likelihood ratio test）とは、変数選択の基準となる検定である。これは最大対数尤度を利用して検定するものである。

対数尤度の値は小さいほうが適合していることを表す。SPSS（統計パッケージ）では対数尤度の差が χ^2 値に従うことを利用してモデル χ^2 値を出力するので、モデルの有意性はこれを基準に判断する。

③の **Wald 法**は、各変数の有意性を基準に選択していく。多重ロジスティック回帰分析の出力で、個々の独立変数に付記されている係数の検定結果は Wald 検定によるものである。オッズ比の信頼区間の算出もこの検定が利用されることが多いようである。

④の条件付も尤度比を使う選択法だが、変数増加させたときの再評価のアルゴリズムが省略されるため、一般にはあまり使用されていない。

ロジスティック回帰分析は、X_i が正規分布しなくてもよいのでデータはスケール尺度でなくとも応用できる。また、X_i は原因の有無という 2 値データでもかまわない。ただし、順序や名義データのままでは使えないので以下のように 2 値化して使用する。

1) 順序データの場合の 2 値化

①ダミー変数を使う場合

まず、基軸となるカテゴリを 1 つ決める。例えば、順序データ「嫌い」「少し嫌い」「普通」「少し好き」「好き」で、「嫌い」を基軸にした場合、次の X_1、X_2、X_3、X_4 の 4 つの変数（ダミー変数）を用意し、

嫌い	$X_1=0$、$X_2=0$、$X_3=0$、$X_4=0$
少し嫌い	$X_1=1$、$X_2=0$、$X_3=0$、$X_4=0$
普通	$X_1=0$、$X_2=1$、$X_3=0$、$X_4=0$
少し好き	$X_1=0$、$X_2=0$、$X_3=1$、$X_4=0$
好き	$X_1=0$、$X_2=0$、$X_3=0$、$X_4=1$ 　と値を与える。

一般に、k 個の分類が有れば、$(k-1)$ 個のダミー変数が必要になる。この方法は情報の損失がなく最も良い方法だが、変数が増えるということは、多くのデータを必要とし結果の解釈がわかりにくくなる場合がある。

②科学的根拠や経験により、前半と後半に分ける場合

健診結果の判定で、1：異常認めず、2：要指導、3：要医療となっているとき、異常の有無ということで、有所見 0：なし（異常認めず）、1：あり（要指導＋要医療）、とする例などである。この方法が最も現実的な方法であろう。

③中央値により、前半と後半に分ける方法

科学的根拠や経験的により 2 分できないときに使われる。データ数が 2 分されるため、因子の影響を最も効率的に評価できる。

2) 名義データの場合の 2 値化

①順序データと同様にダミー変数を使う方法

②意味的に近いものを組み合わせて 2 群に分ける方法

例えば職業の場合には、体力をよく使う職業と体をあまり動かさない職業に 2 分するなど、研究の目的に応じて 2 群に分ける方法もある。

　例として大腸癌患者と対照対象者の生活習慣に関するアンケート結果をまとめたデータがある。大腸癌は生活習慣などと関係があるか調べよう。

　大腸癌患者：1、対照群：0とする。

　アンケートは多くの項目があるが、予め要因は、順位和検定（Mann-Whitney の U）を使って次の共変量（C）：独立変数 16 因子に絞られている。その因子は以下のとおりである。

1.	体調	良好：0、	不調：1、
2.	体重	減少していない：0、	1年以内に5kg以上減少：1
3.	主食	米飯食：1、	麺類など：0
4.	パン－多い	多い：1、	少ない：0
5.	豆－多い	多い：1、	少ない：0
6.	乳酸品－多い	多い：1、	少ない：0
7.	野菜－多い	多い：1、	少ない：0
8.	果物－多い	多い：1、	少ない：0
9.	ポテトチップ－多い	多い：1、	少ない：0
10.	海藻－多い	多い：1、	少ない：0
11.	酒量過去	多い：1、	少ない：0
12.	酒量現在	多い：1、	少ない：0
13.	頭脳労働	している：1、	していない：0
14.	汗ばむ運動	している：1、	していない：0
15.	既往歴－父	大腸癌の既往歴あり：1	大腸癌の既往例なし：0
16.	既往歴－母	大腸癌の既往歴あり：1	大腸癌の既往例なし：0

例題として次のようなデータ（一部分）があるとする。

	大腸がん	体調	体重減少	主食	パン多い	豆多い	乳製品多い	野菜多い	果物多い	
1	0	0	0	0	0	0	0	0	0	
2	0	0	1	0	0	0	0	0	0	
3	0	0	0	0	0	0	0	0	0	
4	0	1	0	0	0	1	0	1	1	
5	0	0	0	0	1	0	1	1	0	
6	0	1	0	0	0	1	0	1	0	
7	0	0	0	0	0	0	0	1	0	
8	1	1	0	0	0	0	0	1	1	
9	1	0	1	1	1	0	1	1	1	
10	1	0	0	0	0	1	1	1	1	
11	1	0	0	0	1	1	1	1	1	
12	1	0	0	0	0	0	1	1	1	
13	1	1	0	0	1	0	0	0	0	
14	0	0	0	0	0	1	0	1	0	
15	0	1	0	0	0	1	0	1	1	

　従属変数を上記の 16 変数とし、変数減少法尤度比で解析する。

　統計ソフト SPSS での解析結果で説明していく。

　帰無仮説は各変数の係数＝0、定数＝0である。

例題では［変数減少法尤度比］を用いたので、ステップ12まで解析された。

1）モデル係数の適合性

　「ステップ12」の［モデル］はモデル χ^2 値 $= 18.693$ であり、$p = 0.002$ を示した。$p < 0.05$ であれば作成されたモデル係数の有意性が保証される。ここでは $p < 0.01$ なのでモデル係数の有意性が保障された。

モデル係数のオムニバス検定

		カイ2乗	自由度	有意確率
ステップ1	ステップ	34.426	16	0.005
	ブロック	34.426	16	0.005
	モデル	34.426	16	0.005
ステップ12[a]	ステップ	−2.26	1	0.133
	ブロック	18.693	5	0.002
	モデル	18.693	5	0.002

2）モデルの適合性（Hosmer-Lemeshow の適合度検定）

　Hosmer-Lemeshow の適合度検定は、モデルの適合性の検定（χ^2 適合性の検定）で、実測値と予測値を比較する検定である。重回帰分析でいえば重相関係数や決定係数 R^2 のようなものである。

　得られた回帰式から各対象者の事象の起こる確率を計算しその確率の低いほうから高いほうへと対象者を並べ替え、確率を 0.1 間隔で 10 等分する。その各区間で予測値と実測値の度数の差の和が χ^2 分布に従うことを利用して検定する。

　通常は確率を 10 分割して検定するが、統計パッケージによってはデータにあわせて分割数が異なることもある。

　Hosmer と Lemeshow（1989）は、自由度（分割数 − 2）の χ^2 分布に従うことを利用して、帰無仮説：「モデルはよく適合している」を検定する方法を推奨している。

　Hosmer-Lemeshow の適合度検定結果の［ステップ12］では、有意確率が 0.369 で、$p > 0.05$ であるので、帰無仮説：「モデルはよく適合している」を棄却できない。

Hosmer と Lemeshow の検定

ステップ	カイ2乗	自由度	有意確率
1	4.801	8	0.779
12	7.607	7	0.369

3）係数とオッズ比

変数減少法尤度比を用いて、ロジスティック回帰分析を行うと、最初の［ステップ1］から1つずつ変数が除去される。

「大腸癌」の例題では最初16の変数を指定したが、最終的に［ステップ12］まで分析が行われ、［ステップ12］まで、残った独立変数は［ポテトチップス］、［海藻多い］、［酒量現在多い］、［頭脳労働］、［既往歴母］である。

方程式中の変数

		B	標準誤差	Wald	自由度	有意確率	Exp（B）	EXP（B）の95%信頼区間	
								下限	上限
ステップ12[a]	ポテトチップ	0.696	0.285	5.981	1	0.014	2.006	1.148	3.503
	海藻多い	−0.504	0.265	3.617	1	0.045	0.504	0.359	0.985
	頭脳労働	0.499	0.246	4.121	1	0.042	1.648	1.017	2.669
	既往歴母	0.665	0.323	4.239	1	0.04	1.945	1.032	3.664
	定数	−1.476	0.238	38.553	1	0	0.228		

（係数）B／（オッズ比）Exp（B）

各独立変数の係数はBで表記される。

またオッズ比は［Exp（B）］で示され、オッズ比の95信頼区間（下限、上限）は［EXP（B）の95%信頼区間］として示される。

ここで、係数やオッズ比は、従属変数に対する独立変数の影響度を表すものである。

多重ロジスティック回帰分析結果で重要なものはオッズ比である。オッズ比は、独立変数の単位に依存せず、すべての独立変数を同等に比較することができ、他の独立変数の影響をとり除いた形で出力される（調整オッズ比 adjusted odds ratio とよばれる）。

各変数の有意確率 p が $p < 0.05$ であれば、その独立変数は従属変数に影響を与えていることになる。調整オッズ比は、通常、その独立変数が"1"だけ変化したときのオッズ比を出力している。

大腸癌の例題では、［ポテトチップス］、［海藻多い］、［頭脳労働］、［既往歴母］が $p < 0.05$ を示している。

［ポテトチップス］、［頭脳労働］、［既往歴母］のオッズ比は1を超えており、オッズ比の95%信頼区間も下限値、上限値ともに1を超えているので、大腸癌に影響を与えていると考えられる。

［ポテトチップス］のオッズ比は約2なので、ポテトチップスの摂取が多いと大腸癌になる確率が約2倍となることを示している。これは、ポテトチップスの油分が多いと大腸癌が多くなると考えられる。

［頭脳労働］である人は1.65倍、［既往歴母］のある人は1.95倍、大腸癌にかかりやすいことを示している。

一方、［海藻多い］のオッズ比は0.504で1より小さく、オッズ比の95%信頼区間も下限値、上限値ともに1より小さいため、海草をよく食べると大腸癌になる確率が約半減することを示している。逆に海草類の摂取が少ないと $\frac{1}{0.504} = 1.984$ 倍高まる。

ポテトチップスの摂取が多く、海藻類の摂取が少なく、頭脳労働の人で、母親に大腸癌の既往歴がある人は、大腸癌になる確率が約 13 倍（＝2.006×1.984×1.684×1.945）高まることが示された。

　次に係数（B）を用いて予測モデルを作成する。予測式は

score ＝ －1.476＋0.696×［ポテトチップ］＋（－0.504）×［海藻多い］＋0.499×［頭脳労働］＋0.665×［既往歴母］

を計算し、p＝1 ／（1＋exp（－1×score））で各症例の確率 p を求める。

　p は 0.5 を境にして、$p ≧ 0.5$ であるなら、従属変数 "1（＝大腸癌）" に分類され、$p < 0.5$ であるなら従属変数 "0（＝対照群）" に分類される。

4）判別分割表
　例題の［ステップ 12］の［全体のパーセント］が 100％に近いほど望ましい。この結果では 72.1％の症例が正しく予測されていることを意味する。

分類テーブル[a]

観測			予測		
			大腸がん		正解の割合
			対照	大腸癌	
ステップ 1	大腸がん	対照	253	12	95.5
		大腸癌	85	15	15
	全体のパーセント				73.4
ステップ 12	大腸がん	対照	257	8	97
		大腸癌	94	6	6
	全体のパーセント				72.1

a. 分類値は .500 です

5) 残差の検討

　モデル式による予測値から大きく外れた例を抽出し、なぜ外れたかの原因を追及するために残差分析の数値を利用する。ただし、どれくらい外れたら"外れ値"とするかの基準はないため、明らかに異なる値を示す対象以外は主観的な判断に頼ることになる。

　異常値の発見、残差の分析はデータ解析で必要な手順であるが、外れ値の削除は注意して行う必要がある。

　残差分析の指標としては、Cook 統計量とてこ比がある。

　Cook 統計量とは、あるデータが分析結果にどの程度影響を与えているかを表す量である。値が大きいときは外れ値の可能性がある。外れ値を除いた後に、残りのデータの残差に及ぼされる影響の度合いも知ることができる。

　てこ比では、てこ比が 0.5 よりも大きいとき、そのデータは分析から除いたほうがよいといわれている。

残差分析（データに追加された残差指標）

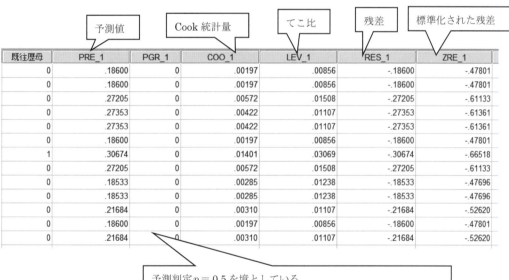

既往歴母	PRE_1 (予測値)	PGR_1	COO_1 (Cook 統計量)	LEV_1 (てこ比)	RES_1 (残差)	ZRE_1 (標準化された残差)
0	.18600	0	.00197	.00856	-.18600	-.47801
0	.18600	0	.00197	.00856	-.18600	-.47801
0	.27205	0	.00572	.01508	-.27205	-.61133
0	.27353	0	.00422	.01107	-.27353	-.61361
0	.27353	0	.00422	.01107	-.27353	-.61361
0	.18600	0	.00197	.00856	-.18600	-.47801
1	.30674	0	.01401	.03069	-.30674	-.66518
0	.27205	0	.00572	.01508	-.27205	-.61133
0	.18533	0	.00285	.01238	-.18533	-.47696
0	.18533	0	.00285	.01238	-.18533	-.47696
0	.21684	0	.00310	.01107	-.21684	-.52620
0	.18600	0	.00197	.00856	-.18600	-.47801
0	.21684	0	.00310	.01107	-.21684	-.52620

予測判定 $p = 0.5$ を境としている。

$p \geqq 0.5$ であるなら、従属変数"1（＝大腸癌）"に分類され、

$p < 0.5$ であるなら従属変数"0（＝対照群）"に分類される。

第 13 章

保健医療統計

第13章

保健医療統計

　今までに、学習してきた統計学は、個々の医療機関では、患者データや医療データを集計する際、また看護研究の基礎となっている。保健所や市町村保健センターでは住民の健康を守るための保健医療データの集計に統計学が使用されている。さらに統計学は、国や県の行政機関において、国民や県民の保健医療関連データ集計の基礎となっている。以下に主な保健医療統計を示す。

1. 基幹統計

　国の行政機関が作成する統計を**公的統計**という。公的統計には調査統計、業務統計、加工統計がある。

表　公的統計の種類

公的統計名	作成方法	例
調査統計	統計調査により、直接作成する。	国勢調査
業務統計	業務データを集計したもの	人口動態統計
加工統計	他の統計を加工して作成したもの	生命表

　これらの統計は、統計法（1947年）によって公的統計の作成や提供に関する基本事項が定められており、その目的は「国民経済の健全な発展及び国民生活の向上に寄与すること」となっている。

　行政機関が作成する公的統計のうち、総務大臣が特に重要であることと指定したものを基幹統計という。

表　主な基幹統計

基幹統計名	もとになる調査	実施省庁	実施頻度
国勢統計	国勢調査	総務省統計局	5年ごと
人口動態統計	人口動態調査	厚生労働省	毎年
国民生活基礎統計	国民生活基礎調査	厚生労働省	毎年。大規模調査は3年ごと
患者統計	患者調査	厚生労働省	3年ごと
医療施設統計	医療施設調査	厚生労働省	3年ごと
学校保健統計	学校保健統計調査	文部科学省	毎年
社会生活基本統計	社会生活基本調査	総務省統計局	5年ごと

2. 国民生活基礎調査 〜基幹統計

国民の保健、医療、年金、福祉、所得など、国民生活の基礎的な事項について、世帯を対象として、層化無作為抽出法で行われる調査であり、昭和61年を初年として3年ごとに大規模な調査、中間の各年は小規模な調査を実施している。調査の目的は厚生行政の企画、立案のための基礎資料を得ることである。

調査方法は調査用紙を調査世帯に配布し、本人の状況を記入してもらう方式で、調査される者の自己診断も含まれる。保健面については、有訴者の状況、通院者の状況、日常生活に影響のある者の状況、健康状態、健康意識などが把握できる。

調査事項は、以下のとおり。

○世帯票 ……… 単独世帯の状況、5月中の家計支出総額、世帯主との続柄、性、出生年月、配偶者の有無、医療保険の加入状況、公的年金・恩給の受給状況、公的年金の加入状況、就業状況等

○健康票 ……… 自覚症状、通院、日常生活への影響、健康意識、悩みやストレスの状況、こころの状態、健康診断等の受診状況等

○介護票 ……… 介護が必要な者の性別と出生年月、要介護度の状況、介護が必要となった原因、介護サービスの利用状況、主に介護する者の介護時間、家族等と事業者による主な介護内容等

○所得票 ……… 前年1年間の所得の種類別金額・課税等の状況、生活意識の状況等

○貯蓄票 ……… 貯蓄現在高、借入金残高等

表　国民生活基礎調査と患者調査

	対象の選定	調査時期	調査内容	調査方法	特記事項
国民生活基礎調査	国勢調査の調査区からの層化無作為抽出法	毎年 大規模調査は3年に一度	世帯側から ①有訴者率 ②通院者率 ③治療方法 ④治療支払方法など	・世帯員がカレンダーに記入。これを調査員が訪問 ・調査票は、世帯票、健康票、所得票、貯蓄票、介護票の5種類	・地域特性を考慮した層化抽出標本 ・対象者は70万から80万人 ・傷病名は不正確なこともある ・調査主幹は厚生労働省
患者調査	医療機関からの層化無作為抽出法	3日に1回、1日間10月の指定日に行う	医療施設側から ①受領率 ②推計患者数 ③平均在院日数 ④診療間隔など	・医療施設管理者による他計集計 ・外来、入院は1日 ・退院は9月（1カ月）の退院患者	・都道府県別の施設利用の全患者、主要疾病名、年齢階級別患者数、2次医療県レベルの流出・流入など ・傷病名は正確

3. 患者調査　〜基幹統計

　患者調査は、全国の医療施設を利用する患者の傷病状況などを調べる標本調査であり、厚生労働省が3年おきに行っている。

　病院の入院と退院については二次医療圏単位、病院の外来と一般診療所は都道府県単位で医療施設を層化無作為抽出し（500床以上の病院は悉皆調査）、利用した患者すべてを調査対象とする。入院・外来の種別、受療の状況などについて調べる。調査項目は性別、出生年月日、患者の住所、入院・外来の種別、受療の状況などであり、医療施設の管理者が記入する方式をとっている。この調査からは以下の項目が算出される。

　①推計患者数
　②推計退院患者数
　③退院患者平均在院日数
　④受療率：推計患者数を人口10万対であらわした数

$$受療率（人口10万対）＝推計患者数÷推計人口×100,000$$

　⑤総患者数（傷病別推計）

　患者調査は医療施設に調査栗の記入を依頼するため、疾病名などについては、ある程度正確な傷病分類ができるという長所がある。しかし、その調査日に受診していない再来患者が集計から漏れるなどの短所もある。

4. 医療施設調査　〜基幹統計

　医療施設調査は全国の医療施設がどこに分布しているのか、整備や診療機能はどうかを調べる悉皆調査である。厚生労働省が行っており、病院や診療所の数、医療従事者の数などはこの調査結果から得られる。医療施設調査には、医療施設静態調査と医療施設動態調査の2つの調査がある。

　医療施設静態調査は3年に1度（10月1日）行われる。すべての医療施設について施設名、所在地、開設者、許可病床数、診療科目、従事者数、看護体制、救急医療体制、在宅医療サービス、主な診療機器・設備、手術等の実施状況などについて調べられる。

　医療施設動態調査は、開設・廃止・変更などの届け出を受け毎月実施される。施設名、所在地、開設者、許可病床数、診療科目などを調べ、情報を新しいものにしている。

5. 学校保健統計調査　〜基幹統計

　学校保健統計調査は、学校における幼児、児童、生徒の発育と健康の状態を調べる標本調査である。文部科学省が行っており、幼稚園、小学校、中学校、高等学校などに在籍する満5〜17歳（4月1日現在）までの幼児、児童、生徒の一部を抽出して毎年4〜6月に調査が行われる。学校で実施される健康診断の結果により、発育状態と健康状態を調査する。

6. 社会生活基本調査　〜基幹統計

　社会生活基本調査は睡眠時間、仕事時間といった生活時間の配分や余暇時間の過ごし方など、社会生活の実態について、調べる標本調査である。総務省統計局によって5年ごとに実施されている。仕事と生活の調和（ワーク・ライフ・バランス）の推進や少子高齢化対策の基礎資料とな

る。

　指定する調査区内にある世帯の内から、無作為に抽出した世帯の10歳以上の世帯員を対象に行われる。調査票Aと調査票Bの2種類があり、調査票Aからは生活時間の配分と余暇時間の過ごし方、調査票Bからは生活時間の詳細な内容と配分がわかる。

社会生活基本調査の調査票は2種類

　調査票Aと調査票Bでは、生活時間の調べ方が違う。調査票Aでは自分の行動を15分ごとに20の行動の種類のなかから選ぶ（プリコード方式）。こちらは迅速に集計ができ、地域別、個人・世帯の属性別の詳細な結果が得られる。調査票Bでは日記のように詳しく記入した行動を、集計の際に分類する（アフターコード方式）。こちらはより詳細な行動が把握できるため、国どうしの比較が可能となる。

7. 生命表

　ある期間における死亡状況（年齢別死亡率）が今後変化しないと仮定したときに各年齢の者が1年以内に死亡する確率や平均してあと何年生きられるかという期待値などを死亡率や平均余命などの指標（生命関数）によってあらわしたものである。とくに0歳の平均余命である平均寿命は、保健福祉水準を総合的に示す指標として広く活用されている。国勢調査に基づく「完全生命表」と、人口推計に基づく「簡易生命表」の2種類が作成・公表されている。

8. 受領行動調査

　全国の医療施設を利用する患者について、受療の状況や受けた医療に対する満足度等を調査することにより、患者の医療に対する認識や行動を明らかにし、今後の医療行政の基礎資料を得るために実施される。調査は、全国の一般病院を利用する患者（外来一入院）を対象とし、患者調査の調査対象となる病院から無作為に抽出して行う。調査は3年ごとに患者調査と同一の日に行われる。

9. 食中毒統計調査

　食中毒患者および食中毒による死者の発生状況を的確に把握し、発生状況を解明するため、系統的な調査を行い、とくに食品衛生対策のための基礎資料を得ることを目的として実施される。調査の対象となるのは、食中毒と食中毒患者もしくはその疑いがある者または食中毒による死者である。

10. 全国がん登録

　2016（平成28）年1月から開始された、全国でがんと診断されたすべて患者のデータを国でまとめて集計―分析・管理する制度である。がんと診断されると医療機関、都道府県を通じて「全国がん登録データベース」に登録される。登録されたデータの分析によって得られた最新の統計情報は、国立がん研究センターから公表されている。

11. 病因報告

病院報告は、全国の病院、療養病床を有する診療所における患者の利用状況を把握し、医療行

政の基礎資料を得ることを目的に実施される。調査の対象は全国の病院、療養病床を有する診療所すべてであり、在院患者数—新入院患者数・退院患者数・外来患者数などについて毎月調査されている。

12. 衛生行政報告

各都道府県、指定都市および中核市における衛生行政の実態を把握し、衛生行政運営の基礎資料を得ることを目的としている。調査対象は都道府県、指定都市および中核市であり、調査事項は精神保健福祉関係、栄養関係、衛生検査関係、生活衛生関係、食品衛生関係、乳肉衛生関係、医療関係、薬事関係、母体保護関係、特定医療（指定難病）・特定疾患関係、狂犬病予防関係である。

13. 国民医療費

年度内の医療機関等における保険診療の対象となりえる傷病の治療に要した費用を推計したものであり、国民に必要な医療を確保していくための基礎資料として、医療保険制度・医療経済における重要な指標となっている。この費用には、医科診療や歯科診療にかかる診療費、薬局調剤医療費、入院時食事・生活医療費、訪問看護医療費、療養費などが含まれる。

C 索 引

●欧文索引

2×2クロス表 ……………………………… 130
correlation coefficient ……………………… 112
Dunnett 型の多重比較 …………………… 147
EBH ………………………………………… 2
EBM ………………………………………… 2
EBN ………………………………………… 2
F-distribution ……………………………… 97
Fisher の直接確率計算法 ………………… 133
F 検定 ……………………………………… 95
F 分布 ……………………………………… 97
Hosmer-Lemeshow の適合度検定 ………… 178
Kruskal-Wallis 検定 ……………………… 156
m×n クロス表の場合 …………………… 136
Mann-Whitney の U 検定 …………… 101, 157
McNemar の χ^2 検定 …………………… 87
Odds ratio ………………………………… 174
paired t-test ……………………………… 78
Pearson の相関係数 ……………………… 113
Spearman の順位相関係数 ……………… 114
Student の t 検定 ………………………… 98
S 検定 ……………………………………… 84
Tukey 型の多重比較 ……………………… 148
t- 分布 ……………………………………… 79
VIF ………………………………………… 169
Wald 法 …………………………………… 175
Welch の t 検定 …………………………… 100
Wilcoxon の t 検定 …………………… 77, 81
Z −検定 …………………………………… 66
Z 検定 -1 ………………………………… 93
Z 検定 -2 ………………………………… 94
χ^2 検定 …………………………… 70, 130
χ^2 分布 ……………………………… 133

●和文索引

イェーツ（Yates）の補正 ……………… 131
一元配置分散分析 ………………… 146, 150
一様分布 …………………………………… 39
医療施設調査 ……………………………… 186
インターセプト法 ………………………… 45
ウィルコクソンの t- 検定 ………………… 81
衛生行政報告 ……………………………… 188
応募法 ……………………………………… 45
オッズ比 …………………………………… 174
回帰直線 …………………………………… 119
回帰直線の検定 …………………………… 120
確率変数 …………………………………… 38
加工統計 …………………………………… 184
仮説検定 ………………………………… 49, 50
仮説検定の手順 …………………………… 51
片側検定 …………………………………… 54
学校保健統計調査 ………………………… 186
カテゴリー ………………………………… 17
間隔尺度 ………………………………… 8, 10
患者調査 …………………………………… 186
幾何平均値 G ……………………………… 21
棄却域 ……………………………………… 52
記述統計 …………………………………… 16
記述統計学 ……………………………… 17, 43
帰無仮説 …………………………………… 49
帰無仮説の判断 …………………………… 53
強制投入法 ………………………………… 175
業務統計 …………………………………… 184
曲線相関 …………………………………… 115
寄与率 ……………………………………… 119
区間推定 …………………………………… 46
クロス表 …………………………………… 111
経時抽出法 ………………………………… 44

系統抽出法 ……………………………… 44
決定係数 …………………………………… 166
公的統計 …………………………………… 184
国民医療費 ………………………………… 188
国民生活基礎調査 ………………………… 185
最頻値（Mode）…………………………… 19
サイン検定 ………………………………… 84
残差の検討 ………………………………… 181
散布図 ……………………………………… 111
シグマ（σ）の法則 ……………………… 41
質的データ ………………………………… 8
四分位範囲 ………………………………… 22
社会生活基本調査 ………………………… 186
尺度 ………………………………………… 9
尺度水準 …………………………………… 8
尺度の変換 ………………………………… 12
重回帰分析 ………………………………… 160
重回帰モデル ……………………………… 160
重相関係数 ………………………………… 166
従属変数 …………………………………… 160
自由度調整済み重相関係数 ……………… 166
集落（クラスター）抽出法 ……………… 44
受領行動調査 ……………………………… 187
順位和検定 ………………………………… 101
順序尺度 ………………………………… 8, 9
紹介法 ……………………………………… 45
食中毒統計調査 …………………………… 187
水準 ………………………………………… 17
推測統計 …………………………………… 16
推測統計学 ………………………………… 43
スケール尺度 ……………………………… 8
スピアマンの順位相関係数 ……………… 114
スピアマンの順位和相関係数の検定 …… 117
すべての対の比較 ………………………… 148
正規性の検定 ……………………………… 64
正規分布（normal distribution）………… 40
生命表 ……………………………………… 187
全国がん登録 ……………………………… 187

全数（悉皆）調査 ………………………… 43
尖度（Kurtosis）…………………………… 27
総当たり法 ………………………………… 162
層化抽出法 ………………………………… 44
相関係数 …………………………………… 112
相関係数の検定 …………………………… 116
第 1 種の過誤 ……………………………… 55
対応のある ………………………………… 76
対応のある t 検定 …………………… 77, 78
対応のない ………………………………… 76
対照群との比較 …………………………… 147
大数の法則 ………………………………… 47
第 2 種の過誤 ……………………………… 55
代表値 ……………………………………… 19
対立仮説 …………………………………… 49
多重共線性 ………………………………… 169
多重比較 ……………………………… 146, 147
多重ロジスティック回帰分析 …………… 172
多重ロジスティック曲線 ………………… 172
多相抽出法 ………………………………… 44
多段抽出法 ………………………………… 44
ダネット型の多重比較 …………………… 147
逐次選択法 ………………………………… 162
中央値（Median）………………………… 20
中心極限定理 ……………………………… 47
調査統計 …………………………………… 184
出口調査 …………………………………… 45
テューキー型の多重比較 ………………… 148
デルファイ法 ……………………………… 45
典型法 ……………………………………… 45
点推定 ……………………………………… 46
等分散性の検定 …………………………… 95
独立した標本の比較 ……………………… 92
独立変数 …………………………………… 160
度数 ………………………………………… 17
度数分布表 ……………………………… 17, 28
トリム平均 ………………………………… 21
ナイチンゲール …………………………… 4

二元配置分散分析 ……………………… 146
二項分布 ………………………………… 39
ノンパラメトリック検定 ……………… 88
箱ひげ図 ………………………………… 30
外れ線の影響 …………………………… 115
パラメトリック検定 …………………… 88
範囲（Range）…………………………… 22
判別分割法 ……………………………… 180
ピアソンの相関係数 …………………… 113
ピアソンの相関係数の検定 …………… 116
ヒストグラム ……………………… 18, 28
病因報告 ………………………………… 187
標準誤差（Standard Error：S.E. または SE）
……………………………………… 25
標準正規分布 …………………………… 42
標準偏差（Standard Deviation：S.D. または
SD）……………………………… 24
標本集団 ………………………………… 63
標本調査 ………………………………… 43
比率尺度 …………………………… 8, 10
符号検定 ………………………………… 84
符号付き順位和検定 …………………… 81
符号付順位和検定 ……………………… 77
分散（Variance：V）…………………… 23
分散インフレ係数 ……………………… 169
分散拡大要因 …………………………… 167
平均値（Mean）………………………… 21

平均の散布度 …………………………… 25
変数減少法 ……………………………… 163
変数減増法 ……………………………… 164
変数指定法 ……………………………… 162
変数選択の方法 ………………………… 162
変数増加法 ……………………………… 163
変数増減法 ……………………………… 164
変動係数（Coefficient of Variance）：C.V
または CV ……………………… 24
ポアソン分布 …………………………… 40
母集団 ……………………………… 43, 63
マクネマーの χ^2 検定 ……………… 87, 138
幹葉図 …………………………………… 29
無作為抽出法 ……………………… 43, 44
名義尺度 …………………………… 8, 9
モデルの適合度 ………………………… 166
有意確率 p ……………………………… 52
有意水準 α …………………………… 52
有意抽出法 ……………………………… 45
尤度比 …………………………………… 175
尤度比検定 ……………………………… 175
両側検定 ………………………………… 54
量的データ ……………………………… 8
歪度（skewness）……………………… 26
割当抽出法 ……………………………… 44
割り当て法 ……………………………… 45

参考資料

統計に用いられるギリシャ文字

統計関連の本や論文にはよくギリシャ文字が使われる。ギリシャ文字の読み方と、一般的な統計記号としての意味を表にまとめておく。通常は小文字を用いる。

大文字	小文字	読み方	一般的な意味
A	α	アルファ	第1種の誤りの確率、有意水準
B	β	ベータ	第2種の誤りの確率、（偏）回帰係数
Γ	γ	ガンマ	グッドマン–クラスカルのガンマ
Δ	δ	デルタ	変化の量（大文字）、母平均の差
E	ε	イプシロン	誤差項
Z	ζ	ツェータ	
H	η	イータ、エータ	相関比（η^2 と書いて）
Θ	θ	シータ	母数
I	I	イオタ	
K	κ	カッパ	コーエンのカッパ係数
Λ	λ	ラムダ	ウィルクスのラムダ（大文字）、グッドマン–クラスカルのラムダ（小文字）
M	μ	ミュー	母平均（小文字）
N	ν	ニュー	自由度
Ξ	ξ	グザイ	
O	o	オミクロン	
Π	π	パイ	総乗（大文字）、円周率（小文字）
P	ρ	ロー	相関係数
Σ	σ	シグマ	総和（大文字）、母標準偏差（小文字）、母分散（σ^2 と書いて）
T	τ	タウ	ケンドールのタウ
Y	υ	ウプシロン	
Φ	ϕ	ファイ、フィー	自由度、ファイ係数
X	χ	カイ	カイ二乗分布の検定統計量（χ^2）と書いて
Ψ	ψ	プサイ、プシー	対比
Ω	ω	オメガ	

●著者紹介

松木秀明（まつき　ひであき）
　　宇都宮大学大学院修士課程修了
　　現在　東海大学名誉教授　医学博士

須藤真由美（すとう　まゆみ）
　　横浜国立大学教育学部数学科卒
　　元　　東海大学健康科学部　　非常勤講師
　　現在　駒沢女子大学看護学部　非常勤講師

松木勇樹（まつき　ゆうき）
　　東海大学医学研究科先端医科学専攻博士課程修了
　　現在　駒沢女子大学看護学部看護学科　講師

カバーデザイン：山崎幹雄（山崎幹雄デザイン室）

基礎からの看護保健統計学　データの基本から多変量解析まで

2022 年 6 月 25 日　第 1 版第 1 刷発行

Printed in Japan

© Hideaki Matsuki, Mayumi Suto, & Yuuki Matsuki, 2022

著者　松　木　秀　明

須　藤　真　由　美

松　木　勇　樹

発行所　東京図書株式会社

〒 102-0072　東京都千代田区飯田橋 3-11-19
振替 00140-4-13803　電話 03（3288）9461
URL http://www.tokyo-tosho.co.jp/

ISBN 978-4-489-02388-0